Suizid im Alter

Internationale Kasseler
Gerontologische Gespräche

Herausgegeben von
Prof. Dr. R. Schmitz-Scherzer und
Prof. Dr. H. Radebold

Band 1 Partnerschaft und Sexualität im Alter
Band 2 Suizid im Alter

I. Friedrich,
R. Schmitz-Scherzer, (Hrsg.)

Suizid im Alter

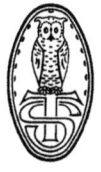 Springer-Verlag
Berlin Heidelberg GmbH

Anschrift der Herausgeber:
Dipl.-Hdl. Ingrid Friedrich
Prof. Dr. R. Schmitz-Scherzer
Gesamthochschule Kassel
Fachbereich Sozialwesen
Arnold-Bode-Straße 10
3500 Kassel

Die Deutsche Bibliothek – CIP-Einheitsaufnahme

Suizid im Alter / I. Friedrich; R. Schmitz-Scherzer (Hrsg.). – Darmstadt: Steinkopff, 1992
(Internationale Kasseler Gerontologische Gespräche; Bd. 2)
ISBN 978-3-642-72481-7
NE: Schmitz-Scherzer, Reinhard [Hrsg.]; Internationale Kasseler Gerontologische Gespräche:
Internationale Kasseler Gerontologische ...

ISBN 978-3-642-72481-7   ISBN 978-3-642-72480-0 (eBook)
DOI 10.1007/978-3-642-72480-0

Dieses Werk ist urheberrechtlich geschützt. Die dadurch begründeten Rechte, insbesondere die der Übersetzung, des Nachdrucks, des Vortrages, der Entnahme von Abbildungen und Tabellen, der Funksendung, der Mikroverfilmung oder der Vervielfältigung auf anderen Wegen und der Speicherung in Datenverarbeitungsanlagen, bleiben, auch bei nur auszugsweiser Verwertung, vorbehalten. Eine Vervielfältigung dieses Werkes oder von Teilen dieses Werkes ist auch im Einzelfall nur in den Grenzen der gesetzlichen Bestimmungen des Urheberrechtsgesetzes der Bundesrepublik Deutschland vom 9. September 1965 in der Fassung vom 24. Juni 1985 zulässig. Sie ist grundsätzlich vergütungspflichtig. Zuwiderhandlungen unterliegen den Strafbestimmungen des Urheberrechtsgesetzes.

Copyright © 1992 by Springer-Verlag Berlin Heidelberg
Ursprünglich erschienen bei Dr. Dietrich Steinskopff Verlag GmbH & Co. KG, Darmstadt 1992
Softcover reprint of the hardcover 1st edition 1992

Die Wiedergabe von Gebrauchsnamen, Handelsnamen, Warenbezeichnungen usw. in dieser Veröffentlichung berechtigt auch ohne besondere Kennzeichnung nicht zu der Annahme, daß solche Namen im Sinne der Warenzeichen- und Markenschutzgesetzgebung als frei zu betrachten wären und daher von jedermann benutzt werden dürften.

Satz: Mitterweger Werksatz GmbH, 6831 Plankstadt b. Heidelberg

Gedruckt auf säurefreiem Papier

Inhaltsverzeichnis

Suizid im Alter – Eine Einführung in die Thematik aus gerontologischer Sicht
Schmitz-Scherzer, R. 1

Suicide among elderly americans: a socio-cultural perspective
Kastenbaum, R. 9

**Selbsttötung im Alter, eine geplante Wahl?
Niederländische Erfahrungen und Betrachtungen**
Munnichs, J. M. A. 19

**Seelsorgerliche und ethische Aspekte im Umgang mit suizidgefährdeten
alten Menschen**
Reiner, A. 31

Besonderheiten der Selbstmordtendenz im Alter
Ringel, E. 41

Suizidraten im Alter und ihre Interpretation
Pohlmeier, H. 55

**Psychosoziale und psychiatrische Beschreibung der Suizidhäufigkeit im Alter
in Andalusien**
Rubio Herrera, R., E. Fernandez Lopiz 63

Suizidalität, Sterbewunsch und Fatalismus bei depressiven Alterskranken
Oesterreich, K. 71

**Psychotherapeutische Behandlungskonzepte und Erfahrungen
mit suizidalen Älteren**
Teising, M. 81

**Suizidalität in der Gegenübertragung des psychoanalytischen
Psychotherapeuten – entscheidende gefühlsmäßige Schwierigkeiten
in der Behandlungssituation**
Radebold, H. 93

Suizid im Alter: Brauchen wir eine neue ‚Ars moriendi'?
Imhof, A. E. 103

Suizid im Alter – Eine Einführung in die Thematik aus gerontologischer Sicht

R. Schmitz-Scherzer

Der Gerontologe findet bei einem Studium des Alterssuizids zwar eine umfangreiche Literatur zur Thematik Suizid vor, jedoch wenig einschlägige Untersuchungen speziell zum Alterssuizid. Ohne dieses Faktum näher zu untersuchen, sei nur am Rande vermerkt, daß sich hier nicht nur die kurze Geschichte der sich langsam etablierenden Gerontologie widerspiegelt, sondern u. U. auch das durch Untersuchungen generell bestätigte geringere gesellschaftliche Interesse an dieser Thematik überhaupt (Wiendick 1973)! Dies wird umso problematischer, wenn man feststellen muß, daß die Suizidgefährdung in den höheren Altersgruppen z. T. dramatisch ansteigt – eines der sichersten Ergebnisse der Suizidforschung überhaupt.

Generell formuliert und den Ergebnissen der Suizidforschung folgend, kann man davon ausgehen, daß Suizidhandlungen ein Motivbündel zugrundeliegt. Es sind immer mehrere, z. T. höchst unterschiedliche und verschieden zu gewichtende Motive beteiligt. Die meisten dieser Motive sind allerdings aus statistischen Studien und ex post facto aus katamnestischen Untersuchungen bekannt. Damit haftet ihnen von vornherein eine gewisse Unsicherheit an, die noch dadurch erhöht wird, daß generell die Dunkelziffer der Suizidhandlungen als sehr hoch eingeschätzt werden muß und demnach nicht alle Suizidhandlungen in die Analysen eingehen können. Dennoch sind die diesbezüglichen Untersuchungsergebnisse sehr wichtig zur Orientierung. Schobert (1989) gibt eine solche Liste von Motiven bzw. möglichen zum Suizid führenden Faktoren:
– Alter,
– Furcht vor schweren Krankheiten und Schmerzen,
– chronische, starke Schmerzen,
– Mißhandlungen,
– als ausweglos erlebtes Unglück,
– Zorn und Wut,
– Scham,
– verletzte Ehre,
– erniedrigender Todeskampf,
– verlorene Freiheit,
– enttäuschte Liebe,
– Eifersucht,
– Armut,

- seelische Leiden,
- Bevölkerungsdichte,
- Bildung,
- psychische Erkrankung,
- Einsamkeit und Isolation,
- Tod eines nahen Menschen.

Diese Liste ist unvollständig. Sie wird von Erlemeier (1988) noch ergänzt durch Verhaltensweisen, denen zumindest unterschwellig eine Suizidabsicht (möglicherweise nicht bewußt) zugeordnet werden kann, nämlich:
- Mißachtung wichtiger ärztlicher Verordnungen,
- fahrlässiges, sich selbst gefährdendes Verhalten (z. B. im Straßenverkehr),
- unangemessenes Essen oder Verweigerung von Essen und Trinken,
- Alkoholmißbrauch.

Es fällt auf, daß die einzelnen Items dieser Liste auf sehr unterschiedlichen Ebenen kategorisiert sind. Möglicherweise erlauben sie in jeweils unterschiedlicher Konfiguration und unterschiedlicher Zahl Rückschlüsse auf die Motive einer suizidalen Handlung. Es ist aber auch zu bemerken, daß viele Menschen, die in bestimmten Lebenssituationen auch mit den Items dieser Liste beschreibbar wären, keine suizidale Handlung vollziehen. Das Spezifische einer Suizidhandlung, ihre ihr eigene Phänomenologie, wird durch Items dieser und anderer Listen nicht genügend erhellt. Deshalb muß nach Möglichkeiten gesucht werden, die jeweils spezifische Lebenssituation und Lebenswelt eines Suizidenten in ihrer Ganzheit zu erfassen und diese möglichst konkret zu beschreiben.

Dies unternimmt auf der Basis der vorhandenen Literatur im vorliegenden Band Munnichs. Dabei unterscheidet er einmal Motive, die sich im biographischen Kontext entwickeln und die im Alter zum Suizid führen, von jenen, die sich erst in der Altersphase herausbilden und danach suizidale Handlungen auslösen können. Schon diese Differenzierung, die von zahlreichen Untersuchungsergebnissen gestützt wird, zeigt, daß es zumindest zwei Formen von Alterssuiziden gibt: jene, denen z. T. schon lange vorhandene Motive zugrunde liegen, und solche, deren Motive in dem Sinne altersspezifisch sind, als sie sich in der Altersphase gebildet haben.

Auch Kastenbaum differenziert in seinem Beitrag das Phänomen des Alterssuizides. Zunächst stellt er fest, daß eine gewisse Veränderung von Werten und Normen in der Bevölkerung der USA zu einer größeren Akzeptanz kranker und alter (kranker) Menschen geführt hat und auch zu einer ausgeprägteren Bereitschaft für eine Beschäftigung mit Themen wie Tod, Sterben und Suizid. Immerhin überleben jährlich mehr als 200 000 Amerikaner einen Suizidversuch und bemühen sich um eine gesellschaftliche Integration bzw. pflegen diese. Schon diese Tatsache macht die Suizidproblematik in der Bevölkerung bekannter. Oft wird Suizid auch als eine Form von Kritik an der Gesellschaft verstanden und entsprechend unter dem moralischen Aspekt thematisiert. Kastenbaum stellt auf der Basis der vorhandenen Zahlen eine große Ähnlichkeit mit *denen* anderer moderner Industriestaaten fest, weist aber auch auf die Problematik statistischer Kennziffern hin. Wie zuvor schon Munnichs fordert auch Kastenbaum eine differenziertere Beschreibung jener Gruppe alter Menschen, jener „hardy vulnerable old men", die besonders suizidgefährdet sind.

Auch Reiner argumentiert aus der Sicht der Seelsorge in eine ähnliche Richtung und hebt die in sich geschlossene und von der Außenwelt abgekapselte Struktur der suizidrelevanten Motivkomplexe hervor. Auf dieser Abgekapseltheit beruht auch nach Reiner die große Schwierigkeit des Dialogs zwischen Suizidenten und Therapeuten oder Helfern, die nur allzu oft ihre Hilflosigkeit erfahren. Die häufig anzutreffende soziale Isolation stellt dabei ein Pendant zur in sich verharrenden und geschlossenen Struktur der Motive dar und ist wohl eines der häufigsten Motive zum Suizid. Aus dieser Situation heraus ergeben sich dann auch die Sinnfragen, die im Dialog mit Suizidenten oft Thema werden.

Die suizidrelevanten Motive entstehen in z. T. langen Prozessen, die Ringel im vorliegenden Werk darstellt. Das dabei besonders wichtige Phänomen der Einengung weist deutliche Bezüge zu den wohlverstandenen sozialpsychologischen Konzepten der innerpsychischen und sozialen Isolation auf.

Die Suizidhäufigkeit in der Gesamtbevölkerung der Bundesrepublik liegt relativ konstant bei 20 auf 100 000 Bewohner, bei leichteren regionalen Unterschieden. Bezogen auf einzelne Altersgruppen ergibt sich für ältere und alte Menschen jedoch ein sehr spezifisches Bild. Nach Erlemeier (1988) betrug die Suizidrate (vollzogene Suizide auf 100 000 Menschen) bei der über 65jährigen Bevölkerung 37,7 und war damit fast doppelt so hoch wie in den Altersgruppen unter 65 Jahre. Zu diesem Bild tragen vor allem die Männer bei. Ihre Suizidrate lag in der Altersgruppe über 65 Jahre mit 59,8 mehr als doppelt so hoch wie in der gesamten männlichen Bevölkerung mit 28,5. Es findet sich auch bei den Frauen eine solche Tendenz, bei allerdings niedrigerem Ausgangsniveau: 26,1 in der weiblichen Bevölkerung über 65 Jahre zu 13,1 in der gesamten weiblichen Bevölkerung. Dies belegt nicht nur die geringere Suizidrate bei Frauen, sondern auch einen ähnlichen aufsteigenden Trend bei den Männern in den höheren Altersgruppen.

Noch deutlicher ist das Bild innerhalb der Gruppe der über 75jährigen. In der Gruppe von über 75 bis 80 Jahren ist die Suizidrate 68, bei den über 85 bis 90jährigen 85,2 (Erlemeier 1988). Ein entsprechender Trend findet sich auch bei den Frauen, wie aus den bisherigen Ziffern zu erwarten allerdings auf niedrigerem Niveau.

Dem generellen Ansteigen der Suizidrate in den höheren Altersgruppen steht ein Absinken der Rate der Suizidversuche gegenüber. Während in den jüngeren Altersgruppen das Verhältnis Suizid zu Suizidversuch mit 1 : 10 angegeben wird, erreicht es in der Altersgruppe über 60 Jahre die Relation von 1 : 2 (Demling und Lungershausen 1989).

Die vorliegenden Statistiken lassen sichere Trendaussagen zu, wenngleich einzelne Angaben in der Literatur auch beim gleichen Bezugsrahmen z. T. stark differieren. Zudem sind die Dunkelziffern wahrscheinlich sehr groß, liegen möglicherweise um einen Faktor zwischen 5 und 10.

Ein weiteres altersspezifisches Element läßt sich bei der Betrachtung der Suizidmethoden erkennen. Generell tendieren ältere und alte Menschen zu härteren und harten Methoden wie Erhängen, Erschießen, Sturz in die Tiefe etc.

Aus diesem kurzen Abriß einiger Ergebnisse der Suizidforschung, die für die Alterswissenschaften spezifisch sind, leitet sich für den Gerontologen als wichtigste Frage ab, warum gerade alte Menschen und in dieser Bevölkerungsgruppe insbesondere alte Männer vergleichsweise oft Suizid verüben. Dazu müssen grundlegende Erkenntnisse der Gerontologie herangezogen werden, insbesondere deshalb, weil in einigen Erklärungsansätzen der Suizidologie eine generelle Tendenz zur Pathologisierung des Suizids unverkennbar ist.

Pohlmeier führt dazu in seinem Beitrag aus, daß zwar unverkennbar ist, daß mit der großen Suizidhäufigkeit im Alter die zunehmende Anzahl physischer, psychischer und psychosomatischer Erkrankungen hoch korreliert, daß aber die Rolle sozialer, kultureller und epochaler Aspekte bei der Auslösung einer suizidalen Handlung keinesfalls übersehen werden darf. Diese beeinflussen schließlich sehr stark die Wertewelt der Menschen und damit ihr Lebensgefühl und ihre Entwicklung im biographischen Kontext.

Rubio Herrera und Lopiz gehen in ihrer Analyse der spanischen Suizidziffern auch von der großen Relevanz psychiatrischer Diagnosen aus, doch wehren sie eine vorschnelle Pathologisierung des Suizids ab. Gerade dieser Beitrag zeigt nämlich, daß der Verlust überkommener sozialer Strukturen und kultureller Werte die Entwicklung psychopathologischer Prozesse mit suizidalen Aspekten begünstigt.

Im Kontext einer gerontologischen Analyse läßt sich diese Beobachtung weiter bestätigen.

Altern wird heute als ein Veränderungsprozeß verstanden. Die Veränderungen können zu verschiedensten Bildern des Alterns führen. Intra- und interindividuelle Varianzen sind dabei z. T. sehr groß. Obwohl diesbezügliche Veränderungsprozesse pathologische Formen annehmen können, ist Altern keinesfalls unter pathologischen Gesichtspunkten zu betrachten. Deshalb gilt es, die Lebenssituation der alten Menschen möglichst detailliert zu erfassen und von dort aus nach Erklärungsansätzen für die hohe Suizidgefährdung alter Menschen zu suchen. Wenn z. B. Verwitwung, Allein-Leben, Isolation, hoher Lebensstandard, Kindheit in zerbrochenen Familien, Krisen (auch finanzielle) positiv mit der Suizidrate korrelieren, dagegen Verheiratetsein, große Kinderzahl, religiöse Bindung negativ, dann wird der Einfluß der sozialen Umwelt beim Suizidgeschehen deutlich. Zudem machen schon solche Ergebnisse darauf aufmerksam, daß Suizidhandlungen nicht notwendigerweise pathologische Akte darstellen müssen, sondern auch vielmehr Resultate von Entwicklungen oft lebenslanger Art sein können.

Daran ändert auch die den Altersprozeß charakterisierende Multimorbidität nichts und auch nicht die Feststellung, daß zwischen 25 und 30% der Menschen über 65 Jahren unter psychischen Störungen leiden und insbesondere die alten Menschen, die unter Zyklothymien und Involutionsdepressionen leiden, besonders suizidgefährdet sind. Auch diese Störungen und Erkrankungen sind nicht unabhängig von der jeweiligen Lebenssituation zu sehen. So stellen Vogel und Wolfersdorf (1989) zu Recht fest, daß das Vorhandensein einer psychischen Erkrankung allein nicht zur „Erklärung" eines Suizids reicht.

Konkrete Lebensthemen im Alter oder bezeichnende Lebensaufgaben stellen sich oft in Trauerprozessen, etwa bei Verwitwungen und Verwitwerungen, und in der Auseinandersetzung mit Krankheiten, in der Auseinandersetzung mit dem Gefühl von Isolation und Einsamkeit und auch beim Nachsinnen über (Lebens-) Sinnfragen. Zudem finden einigen Untersuchungen zufolge andere gesellschaftliche Bewertungen des Alterssuizids statt. Schließlich finden in Not geratene alte Menschen in der Gesellschaft eine geringere Hilfsbereitschaft (Wiendick 1973). Möglicherweise sind scheinbare, appellative Suizidversuche im Alter deshalb selten.

Schon zuvor wurde erwähnt, daß einige dieser Aspekte positiv mit der Suizidhäufigkeit korrelieren. Da diese aber im Alter häufiger anzutreffen sind als in jüngeren Jahren, ergeben sich hier erste Unterstützungen für die These, daß die hohen Suizidzahlen alter Menschen deutlich mit ihrer Lebenssituation und ihrem sozialen Kontext in Beziehung stehen. Natürlich schimmert hier die Durkheimsche These vom Mangel an sozialen Normen im Leben alter Menschen und der daraus resultierenden mangelnden sozialen Integration durch. Sie stimmt in Grenzen auch mit dieser heute belegbaren Sichtweise überein (1973).

Der Alterssuizid ist aber nicht notwendigerweise eine Folge endogener Depressionen im Senium (Ringel 1969). Vielmehr – meint Ringel (a.a.O.) – ist er ein Akt in einer depressiven Stimmung, die die Folge von mißlungenen Anpassungen an die Alterssituation darstellt. Dabei kann freilich die mißlungene Anpassung u. U. durch eine Verringerung körperlicher und geistiger Fähigkeiten, das Gefühl, nicht mehr gebraucht zu werden, ein verringertes Selbstwertgefühl, soziale Verluste und Trauer und freilich auch durch Krankheit bedingt sein. Aber noch andere Aspekte müssen gesehen werden, Aspekte, die in der Unumkehrbarkeit vieler Probleme im Alter liegen. Die Zukunftsperspektive alter Menschen ist eine andere als die Jüngerer. Alte Menschen haben viel Zeit gehabt und vergleichsweise wenig Zeit vor sich, junge haben viel Zeit vor sich, aber erst wenig gehabt. Dies, zusammen mit den zuvor genannten Momenten und ergänzt durch die Tatsache, daß manche alte Menschen auch „lebenssatt" (1. Mose, 25,8) sind, verweist nochmals eindrücklich auf die Tatsache, daß Altersverläufe, die nicht pathologisch strukturiert sind, auch in Suizide münden können – wie Munnichs im vorliegenden Band deutlich macht.

Und noch weiter. Alte Menschen haben den Tod näher vor sich. Die Unsicherheit *vor* dem Sterben-Müssen und andere Erschwernisse des Lebens, die Unmöglichkeit, auf das eigene Sterben *späterhin* möglicherweise Einfluß nehmen zu können, kann auch zum Suizid führen, nicht selten kaschiert durch Verweigerung von Nahrung oder Mißachtung ärztlicher Verordnungen. Dies kann reflektiert und so als bewußte Wahl und auch eher unbewußt geschehen. Der erfahrene Praktiker, die Schwester und der Pfleger in der Altenarbeit erfahren dies nicht selten.

Um es nochmals zu betonen: Hier soll und kann nicht abgestritten werden, daß Suizidgefährdung alter Menschen sich auch im Geschehen mancher psychischer und psychiatrischer Erkrankungen ergibt, und dies zu einem höheren Prozentsatz als bei jungen Menschen. Es muß aber gestattet sein, darauf hinzuweisen, daß viele Alterssuizide auch als Resultate bestimmter biographischer, sozial und kulturell bedingter Alternsprozesse aufzufassen sind. Es ist wichtig, daß hier der vorherrschende psychiatrische Ansatz durch den gerontologischen ergänzt wird – schon um unzulängliche Pathologisierungen zu vermeiden. Suizid im Alter kann, muß aber nicht notwendigerweise Folge einer Krankheit sein.

Oft erweist sich auch der Versuch, Suizid entweder auf eine Krankheit oder eine bestimmte Lebenssituation zu beziehen als problematisch, da die lebensgeschichtliche und die soziale Situation in ihrer Wirkung auf z. B. psychopathologische Prozesse einerseits und die Auswirkungen psychopathologischer Prozesse auf die Lebensgeschichte und die jeweilige soziale Situation andererseits vernachlässigt wird.

Die Verquickung psychischer und psychopathologischer mit sozialen Belastungsfaktoren bei der Entwicklung suizidrelevanter Motivstrukturen thematisieren die im vorliegenden Werk enthaltenen Beiträge aus den Bereichen der Gerontopsychiatrie und der psychoanalytischen Therapie von Österreich, Radebold und Teising, wie auch der bereits erwähnte Beitrag von Ringel.

Österreich führt in seiner Untersuchung der Frage nach der Einstellung zu Sterben, Tod und Suizidalität bei depressiven Alterskranken das Konzept des „Fatalismus" ein. Dabei definiert er Fatalismus als die „Unfähigkeit älterer Depressiver, sich klar und eindeutig zur Frage nach Suizidalität und Sterben zu äußern und sich für Tod oder Leben zu entscheiden". Die in diesem Kontext oft zu beobachtende Ambivalenz ist Österreich zu Folge als depressive Hemmung zu verstehen. Diese stützt die Ambivalenz des „Weder-Noch" bzw. „Sowohl-Als-Auch" Sterben, Tod und Suizid gegenüber.

Teising stellt in seiner Analyse das Konzept der narzißtischen Kränkung in den Vordergrund. Suizidale Krisen können Ausdruck tiefster narzißtischer Kränkungen sein. Die hier angezeigte Psychotherapie muß durch sozialarbeiterische Intervention ergänzt werden.

Radebold arbeitet in seinem Beitrag eine der wichtigsten Komponenten in der Beziehung zwischen suizidalen Patienten und psychoanalytischen Therapeuten heraus: die Gegenübertragung. Radebold weist wie zuvor schon Reiner auf die sehr große Diffizilität dieser Beziehungen hin und arbeitet eindrucksvoll heraus, daß gerade die Gegenübertragung zwischen alten Patienten und jüngeren Therapeutinnen bzw. Therapeuten ganz besondere Aspekte birgt und spezifische Schwierigkeiten auslösen kann, sowohl auf der Seite der Patienten als auch auf der der Therapeutinnen und Therapeuten.

Der Beitrag von Imhof schließt das vorliegende Werk ab. Der Autor stellt als Historiker die Frage nach der Notwendigkeit einer „neuen Ars Moriendi". In diesem Zusammenhang wird auf die Veränderungen der Einstellungen der Menschen Tod und Sterben gegenüber in der geschichtlichen Entwicklung hingewiesen und gleichzeitig die demographische Entwicklung in den modernen Industrieländern und der Dritten Welt herausgearbeitet. Aus der weltweit beobachtbaren Zunahme des Anteils der älteren Bevölkerung und der heutigen Einstellung Sterben und Tod gegenüber ergibt sich unter Rückbesinnung auf die geschichtlich verbürgten früheren Umgangsformen mit Sterben und Tod für Imhof die Frage: Brauchen wir heute eine neue „Ars Moriendi"?

Prophylaxe im Zusammenhang mit Alterssuizid ist schwierig. Sie würde freilich bei einer Verbesserung entsprechender Versorgungsstrukturen ansetzen müssen sowie in der Aus-, Fortbildung und Supervision des in diesem Felde tätigen Personals. Sie müßte aber auch jenseits der Versorgungsstrukturen gesellschaftsverändernde Komponenten in bezug auf die Akzeptanz alter − auch alter belasteter und kranker Menschen bergen. Solidarität in unserer Gesellschaft über die Generationen hinweg? Schwer. Sicherlich!

Literatur

1. Christe Ch (1989) Suizid im Alter − Dimensionen eines ignorierten Problems. Bielefeld
2. Demling J, Lungershausen E (1989) Suizidalität. In: Platt D (Hrsg) Handbuch der Gerontologie, Bd. 5: Neurologie, Psychiatrie. Stuttgart − New York 285 − 296
3. Durkheim E (1983) Der Selbstmord. Suhrkamp, Frankfurt
4. Erlemeier N (1989) Suizidalität im Alter. Z Gerontol 22: 267 − 276
5. Kühnert S (1981) Selbstmord in Heimen. Z Gerontol 14: 501 − 507
6. Pohlmeier H (1978) Selbstmord und Selbstmordverhütung. Urban und Schwarzenberg, München − Wien − Baltimore
7. Ringel E (1969) Der Selbstmord. Mandrich, Wien − Düsseldorf
8. Schmidtke A, Weinacker B (1991) Suizidraten. Suizidmethoden und unklare Todesursachen alter Menschen. 24: 3 − 11
9. Schobert K (1989) Warum Menschen sich töten. Fischer Taschenbuch Verlag, Frankfurt
10. Vogel R, Wolfersdorf M (1988) Motivstruktur der Suizide älterer stationär behandelter psychiatrischer Patienten. In: Böhme K, Lungershausen E (Hrsg) Suizid und Depression im Alter. Regensburg
11. Vogel R, Wolfersdorf M (1989) Zum Verhältnis zwischen Suizid und psychischer Erkrankung im höheren Lebensalter. Z Gerontol 22: 242 − 246
12. Wiendick G (1973) Zur psycho-sozialen Bedingtheit des Alterssuizids. In: Akt Geront 3: 271 − 274

Prof. Dr. Reinhard Schmitz-Scherzer ist Inhaber des Lehrstuhls für Soziale Gerontologie an der Universität Kassel.

Die besondere Ausrichtung der Gerontologie in Kassel ergibt sich aus der Tatsache, daß hier vor allem angewandte und anwendbare Gerontologie betrieben wird und ein postgraduierter Studiengang für berufserfahrene Praktiker in der Altenarbeit durchgeführt wird.

In den letzten Jahren beschäftigte sich R. Schmitz-Scherzer vor allem mit Problemen der Sterbeforschung und Sterbebegleitung, mit Konzepten der Arbeit mit schwerkranken alten Menschen sowie mit der Planung und Durchführung von Fortbildungsmaßnahmen und von Diensten und Einrichtungen der Altenarbeit.

Suicide among elderly americans: a socio-cultural perspective

R. Kastenbaum

Arizona State University, Tempe, Arizona, USA

Elderly suicide in the United States: really a problem?

Today about 6000 Americans will die. The death certificates will reveal that more than 2000 succumbed to heart disease. When victims of cancer and stroke are added to this total, we will have accounted for about two-thirds of the deceased. These three conditions (heart disease, cancer, stroke) are not only leading causes of death in the general population, but are even more dominant among elderly adults. For example, the mortality rate attributed to cardiovascular disease is 11.4 among yong white males (ages 25 – 34), but rises to 5,407 for those at age 75 and beyond (Gee, 1989).

Within this context, the suicide statistics may not seem to make much impression. The 80 or so suicides that occur today will comprise only .013 % of the total deaths. Furthermore, elderly suicide can seem even more insignificant. Suicide remains the third leading cause of death among youth in the USA (behind accidents and homicide). But elderly adults die in large numbers from a wide variety of other causes, often in combination. The overall mortality rate for elderly Americans would show very little change if there were never another suicide. Age is obiously a major factor in death, but can the same be said about suicide in old age?

Perhaps the most useful answer is this: suicide is a major factor in the *lives* of elderly people. It is also a major factor in the lives of those who contemplate their own aging or who are called upon to provide services for senior adults. And, in a more subtle way, elderly suicide is a shadow that has fallen across public policy and moral purpose on a national level. I offer this view because of observations such as the following:

1) Suicidal deaths affect other people. It has been estimated that in the United States there are nearly 200 000 new survivors of suicide each year (Osgood and McIntosh, 1986). This suggests that millions of people have been touched by a suicidal death at some point in their lives.

2) Suicide has become a tempting alternative when faced with the objective or subjective losses and stresses associated with advancing age. For example, self-destruction is construed by some people as an efficacious action that overcomes one's sense of helplessness while achieving a "good" or, at least, a "better" death

(Kastenbaum, 1976). Every suicide by an elderly person has the potential to serve as a model for people who are troubled about their own aging.

3) The American public is relatively more accepting of suicide when the individual is aged or terminally ill. In fact, some people do not even make a distinction between "old" and "dying", thoughtlessly assuming an equivalence. An important Federal agency – the Centers for Disease Control (1985) – has promulgated "years of potential loss" as a measure of the consequences of suicide. This officially sanctioned measure seems to confirm the elderly person's suspicion that he/she is not worth much either in life or in death. All of this adds up to an endorsement for the idea that it does not make much difference if an older person decides to commit suicide: not much is lost either to the individual or to society.

4) Those who are most at risk for suicide in old age – white man – may be acting out a ritual that is implicit in the American life-style. This suggests that self-destruction is not just an outcome of fear or despair, but also a kind of fulfillment. The United States has the highest murder rate in the world (Foster et al., 1989). It is also a society in which violence is emphasized through television and other media. Increasingly, more lethal means have been used in suicide attempts – usually, this involves the use of firearms. Solving problems by squeezing the trigger of a gun has become a powerful and frequently repeated image in the USA. The suicide of an ailing, lonely, frustrated old man might therefore be seen as an indictment of a society's violence-dominated fantasy life.

5) In an even broader sense, elderly suicide might be a terribly sincere demonstration that the American way of life is not what we Americans would like to think it is. "I would rather kill myself than grow old here" is a severe judgment to make in a nation that has prided itself on opportunity, equality, compassion, and material abundance.

For reasons such as these, elderly suicide is a problem far deeper and broader than might be reflected in the statistics. However, we do need to give further attention to the statistical picture if we are to improve our comprehension of the dynamics and meanings of elderly suicide in the United States.

A statistical profile – with a few corrections

Basic facts

Several basic facts have been well established. United States Census data from the mid-1930s to the present time have provided the primary information, augmented by a number of independent studies.

At all ages, whites have a higher suicide rate than Afro-Americans, and males a higher rate than females. Elderly white men have the highest suicide rate of all. The white male pattern is also different. Females and non-whites reach their peak of suicidal risk in young adulthood (for some Native-American populations, the peak comes in adolescence and youth). But for white men, the risk of suicide increases with advancing adult age. This overall trend has held constant ever since dependable data have been available.

The time trends are more complicated. The most striking change in suicide rates has occurred among young males. Over a 35-year period, the suicide rate among white male youth (ages 15–24) has tripled, and the percentage of increase has been nearly as high among Afro-American youth. (The explosion of suicide rates among youth is a phenomenon that has been observed in many other nations over the same period of time.) The suicide rate among older adults has declined. For example, in 1950, white males in their middle years (55 – 64) had a suicide rate of 45.9. By 1980, this rate had dropped to 25.6. More recently, the rate has increased a little. The same holds true for the other traditional age groupings favored by statisticians: after several decades of reduced suicide mortality, older white males are showing a somewhat higher rate (Kastenbaum, 1991).

There is some reason to believe that this fluctuation is related to the changing economic status of elderly people in the United States. Suicide rates declined as Social Security, The Older Americans Act and other plans were introduced. In more recent years, the government has emphasized cost-cutting and has either reduced or threatened some of the benefits available for older people. It seems likely that public policy changes that affect elderly people adversely have some effect on suicidality. There is other evidence to suggest that bad economic times are associated with an increase in general suicide rates (Diggory, 1976) and in the rates for heavily impacted subpopulations, such as farmers (Ragland & Bergmann, 1990 – 1991). We do not yet know how much of this influence derives from objective changes (e. g., reduced income) and how much from the individual's perceptions and expectations. Another question without an adequate answer is why the suicide rates for younger women increased in the 1970s and have since declined.

Most at risk – and why?

There have also been fairly consistent findings regarding those elderly people who are most at risk for suicide. In addition to being a white male, other factors associated with a relatively high suicide mortality rate in the United States are: a) living alone; b) residing in a low-income neighborhood within an urban area; c) suffering from a depressive state, or d) suffering from an illness that seriously diminishes functional ability or threatens life. An individual person may have several or all of these characteristics. Many suicidologists believe that the death of a spouse or other close companion also increases the risk of suicide, although this connection has been more difficult to establish.

All of these characteristics associated with high suicidal risk have something in common: impaired interpersonal communication (Kastenbaum, in press). Old people who live alone have fewer opportunities to share their feelings and concerns with intimate and caring companions. Suicidal thinking may go undetected because there is no confidant available. Living in a low-income urban neighborhood often makes a person nearly invisible. Many of the residents are transients who are caught up in their own difficulties and unlikely to recognize and respond constructively to communications that express suicidal intent.

A depressive state can be the result of negative interpersonal communications, but can also lead to further difficulties in communicational interaction. The depressed person tends to be poor company, i.e., preoccupied, apathetic, bitter, etc. Many people withdraw from the depressed person, thereby increasing his or her sense of isolation and rejection. The adverse communicational correlates of depression are of particular importance in old age, since depression has been found to be the most frequent sign of suicidality among senior adults (Richman, 1991).

Illness is also more common among older people than in the general population, especially long-term disabilities that reduce the quality of life. Unfortunately, many people turn away from the chronically ill or individual. Old people themselves often prefer not to be around peers whose conditions remind them of their own vulnerability. Limited in energy and mobility and shunned by many in their environment, the elderly persons with serious illness or impairment is likely to suffer also from a constricted and distorted interpersonal communication network.

Is there also a significant communicational dimension to the relatively high suicidal risk associated with the older man? Probably so. Stroebe and Stroebe (1988; 1989) have found that bereaved elderly men are more hesitant to discuss their loss and grief, as compared with bereaved elderly women. The men often suffer a great deal, but many cannot or will not share their feelings. This finding is consistent with numerous clinical observations. For example, during the years that I worked extensively with hospitalized geriatric patients, my colleagues and I noticed how the women tended to draw people closer to them when they were undergoing a medical crisis, while the men preferred to withdraw and "go it alone". Certainly, further research is needed to examine the communicational patterns of elderly men in crisis, but the available information suggests that suicidal action may be more frequent among males because they are able to solve or moderate their problems through interpersonal transactions.

Another socio-cultural aspect of the higher male suicide rate has been suggested by Canetto (1991). She points out that many women have learned to live within a limited set of expectations and opportunities. They have had to "take their places" in a male-dominated world. In meeting the challenges and losses associated with advancing age, women can draw upon their well – practiced skills in making the best of their situation. Furthermore, they may feel that they have less to lose. By contrast, the man who has organized his identitiy around his career and status is more likely to be devastated when he can no longer call upon these supports. Feeling useless and devalued, "as though everything has been pulled out from under me", the senior adult male might view suicide as the only "manly" solution to his perceived downfall. Canetto's insights also deserve further study and attention. Along with the other observations presented here, they suggest that there are powerful socio-cultural influences on suicidality among elderly Americans.

Suicide rates: an alternative view

We now consider what I believe to be a flaw in the traditional use of suicide statistics and a proposal for its correction. The problem, as we will see, is not in the numbers themselves, but in the assumptions and inferences that have often become associated with them.

Consider data in Table 1 (National Center for Health Statistics, 1988):

Table 1. Suicide rates in white males: United States

Age group	rate
15 – 24	23
25 – 34	25
35 – 44	24
45 – 54	25
55 – 64	29
65 – 74	35
75 – 84	57
85 +	60

These data indicate a substantial increase in suicide rate with advancing age among white males. This pattern (varying slightly from one report to the next) has provided the foundation for theory, prevention, and policy efforts. But there is a hidden problem here that has been passed over as the statistics are utilized for theory or practice. We can identify the problem by focusing on time and person:
1) Take the year 1932 (United States).
2) Take the fact that 100 000 white males had their 15th birthdays during this year.
3) Take the year 1933, and note that there are no longer 100 000 males people in this cohort. Of these 100 000 individuals, some have died from accidents, illness, etc. Even after this short interval (1 year), what we have now is a survivor cohort. Cohort 1932 reviewed in 1933 will be almost intact, but there has been an authentic (as distinguished from a merely statistical) change: a few real people have died.
4) Take the year 1992. The original Cohort 1932 has now reached the age of 75 - actually, though, it is only the survivors who have reached this age. In hard fact, about half of the original members of this cohort have died. An iteration would reveal this relentless attrition step by step:
1932 Original Cohort: 100 000
 – Total mortality, 1933
 – Total mortality, 1934
 – Total mortality, 1935 – 1991
The attrition rate increases markedly each year. By 1992, the odds of a cohort member surviving for another year would be much smaller than was the case in 1932.

We are now in a position to see how the actual fate of real individuals and the true mortality rate (general and suicidal) differ from the standard practice of statistical presentation and interpretation. Morbidity and mortality rates are determined through the simple operation of dividing a population figure by the number of cases. The number of cases is a matter of empirical fact and, therefore, variable. A standard, unvarying population figure, however, has been established: 100 000. This mixture of fact (actual number of real cases) and convention (per 100 000 in the population) produces what might be called "slippery footing". The person who uses these data is in danger of confusing statistical convention with palpable reality. This problem is relatively slight in some contexts, but becomes consequential when appreciable time intervals are involved. In our example here, the person who interprets Cohort 1932 as though it still existed intact in 1933 would probably not be making an error that has practical implications. But to regard 1992 data on 75-year-olds as though functionally equivalent to the original Cohort 1932 data would open the way for significant error.

In 1932, one could identify 100 000 real 15-year-old white males: a flesh-and-blood cohort. This authentic cohort was matched by its statistical *doppelganger*. As the years went by, the real cohort became increasingly a hardy band of survivors, its numbers continually reduced. However, this cohort's statistical shadow, its doppelganger, did not lose a fictitious hair off its fictitious head. The discrepancy becomes especially prominent around age 75 (1992) when there are approximately equal numbers of the original cohort among the living and the dead.

It has already been noted (Table 1) that the suicide rate in the 75 + age bracket is 57. However, this figure has been compromised by a standard statistical maneuver. The statistician, residing in a world of mathematical operations and conventions, pays no attention to the real deaths of half the real people in Cohort 1932. Instead, the statistician retains the population constant of 100 000. This is a logical and defensible procedure if certain rules and restrictions are obeyed. Basically, the compilers and users of mortality statistics are on safe ground if they distinguish rigorously between the outcomes of real lives on one hand, and, on the other, a quantitative pattern that has been modelled at a higher level of abstraction. As part of this separatist discipline, the statistician would also have to advise that suicide rates in old age do not have the same meaning as they do in youth. The younger the cohort, the closer is the match between the original membership and its suicide rate. As cohorts become older, they are comprised increasingly of survivors, a reduced and non − random residue of those who began life at the same time. I suppose that there are some compilers and users of statistical data who do respect this difference, but what I encounter regularly are the uncritical applications of artificed suicide rates to the lives and deaths of elderly adults.

By contrast, look what happens when we stay within the framework of real people. The 1932 cohort has been reduced to half its original strength. This means that each suicide constitutes twice as high a proportion as it would have when the cohort was intact. In other words, the effective suicide rate is not 57, but 114. Suddenly, elderly suicide becomes revealed as a more salient problem. Notice also that keeping our focus on an actual and specific cohort would not materially affect the suicide rate of this cohort during its youth. If we ignore for the moment the complexifying issue of secular trends, we see that a much larger discrepancy has opened up between the suicide rate of young and old white males in the United States. (For purposes of convenient explication, I chose age 75, because it is at about this time that the original cohort would have divided itself between the deceased and the surviving. The cohort-survival factor will differ, of course, depending upon the specific age selected, as well as gender.) This more accurate portrayal of suicide rates in old age shoud be consequential for analyzing trends and developing educational, milieu, and therapeutic programs. At the least, one might expect a higher priority of attention to elderly suicide when it is realized that the effective suicide mortality rate has been consistently underestimated by relying upon a statistical constant, rather than linking the data to the life-course of real cohorts.

I suggest than we supplement the traditional configuration of suicide statistics with an approach that is more sensitive to real people as they move through time. This can be achieved by cohort-linked analysis. The technique has been used to a limited extent, but for other purposes. For example, an Australian study has compared suicide rates in a number of successive 5-year birth cohorts to explore the possible effects of social change on self-destructive behavior (Goldney and Katsikitis, 1983). It would not be difficult to establish cohort-specific suicide rates both for the explication of time-trends and for the more accurate portrayal of self-destructive behavior in old age.

A paradox: those hardy and vulnerable old men

The paths we have been following up to this point now converge upon an apparent paradox. For sake of simplicity and consistency, we will stay with the example of white men in their mid 70's.

All the available data indicate that old white men are at the highest risk for suicide. Cohort-linked analysis shows this risk to be even greater than previously thought. But these men also seem to be among those who are most unlikely to self-destruct. They are the survivors. They are the men who did not commit suicide or die in an automobile accident in youth. They are the men who did not drink or smoke themselves to death in their 50's and 60's. They are the men who did not succumb to stress-intensified illness as careers or interpersonal relationships deteriorated. They are the coping men, the resourceful men, the fortunate men. Furthermore, they are more unusual than their female counterparts because survival into old age remains less common for men, relative to women.

And so this is our (real or apparent) paradox: how can it be that the highest suicide rate is characteristic of the same subpopulation that has, through its very survival, displayed such hardiness? I do not think we should rush to answer this question. Rather, it deserves careful consideration from a number of perspectives. One obvious hypothesis suggests itself for particular attention. It may be that the context, motivation, and cognitive preparation for suicide in old men differs radically from the most common patterns of suicide in youth. Perhaps there are even two different populations of men with respect to suicide risk. Some males may be most vulnerable in youth, at a time when one encounters disappointments, frustration, and stress, and brings impulsiveness rather than experience to the situation. Others may be most vulnerable after they have completed the middle adult years and fulfilled their obligations to family and society. In a sense, they have lived through their futures, the futures envisioned in youth and conditioned by sociocultural expectations. What seems to remain also seems to be unsatisfying and not up to their previously achieved standards.

This is but one of many possible hypotheses, and it is in only a very preliminary form. One could focus instead on a neo-death instinct theory (Freud, 1955; Kastenbaum, 1991), or on the dynamics of socio-environmental change as a person grows up in one kind of society and grows old in another. Our main concern, for now, is not to prove any particular theory, but to encourage a systematic exploration of the paradoxically high suicide rate among people who have specialized for so long in staying alive. Since it is relatively "easy" to die in old age, why should hardy old men untertake to kill themselves?

Preventing suicide in old age

Although the prevention of suicide in old age cannot be said to be a high priority in the United States, there have been some encouraging developments.
These include:

1) Specialists in suicide education, research, and prevention regard elderly suicide as a serious problem. For example, the American Association of Suicidology has been sponsoring a series of day-long workshops on elderly suicide in connection with its annual meetings. Many other training activities are also conducted in this area, and there has been a steady stream of research and clinical publications.
2) There is well-founded optimism about successful prevention efforts. Family therapy (Richman, 1986) has shown particular promise, but there have been encouraging reports from a variety of clinical and milieu approaches. An increasing number of counselors and therapists now believe that suicidality is a sign of distress that can lead to constructive dialogues and outcomes.
3) American society is offering positive as well as negative signals to its senior citizens. Although there is still an abundance of discrimination against older people, we also see the beneficial effects of developments such as:
   a) special consideration given to senior citizens in the form of discounted prices for transportation, food, and entertainment, and the much-cherished "handicapped parking pass" that allows older drivers and passengers to occupy the most desirable parking places. Although these are small dispensations, they have the effect of making the senior adult feel recognized and welcome.
   b) alternative images of senior adults in the media. We now see a greater variety of older people depicted in television commercials, films, newspaper advertisements, etc. Stereotypes still flourish, but the media has started to respond to the demographics of American population change: they have to treat this large block of consumers with more respect and intelligence, and the process is well underway.
   c) influential and effective peer organizations have increased the power of the older American. The American Association of Retired People is a major example, but there are many others as well. When people can feel that they belong to a group that has some "clout", there may be less of a tendency to become depressed and withdrawn.
   d) the growth of hospice care programs throughout the United States has provided more comfort and security for those terminally ill elderly persons who have chosen the hospice alternative. As care of terminally ill people becomes more enlightened and effective, we might expect fewer to choose self-destruction as a means of avoiding dying in pain and social isolation.
   e) more Americans are factoring old age into their life plans. People are more likely to have positive ideas about what to do with their lives when freed from work or parenting responsibilities. Accordingly, more elderly men and women are remaining active and interactive, less prone to feeling useless or disconnected.

The future of suicidal behavior among elderly Americans will depend much upon the nation's economic health, its changing political priorities, and the older person's own participation in the decision-making process. While there will continue to be some old men and women who are looking for a way out, many more are searching for a way back in.

Summary

The author reports that suicide is a major factor among the elderly in America, and that especially Caucasian men have a significantly higher suicide rate. Risk factors include living alone, low-income, depression, serious illness, because all these factors leed to impaired interpersonal communication; depression was identified as the most frequent sign of suicidality. Statistical problems in the interpretation of suicide rates, the phenomenon of the "hardy and vulnerable" old man, and suicide prevention via improved socio-cultural conditions are discussed.

Keywords

Statistical profile; risks; impaired interpersonal communication; depression; sociocultural influences; statistical error; preventing suicide

Suizid bei älteren Amerikanern: soziokulturelle Perspektiven

Zusammenfassung

Kastenbaum berichtet, daß der Suizid einen bedeutenden Faktor im Leben älterer Amerikaner darstellt und daß besonders weiße Männer die deutlich höchste Suizidrate aufweisen. Risiken sind u. a. Alleinleben, Nachbarschaft mit geringem Einkommen, Depression, schwere Krankheit, da alle diese Faktoren dazu beitragen, daß die zwischenmenschliche Kommunikation vermindert wird, wobei herausgefunden wurde, daß Depression ein sehr regelmäßiges Anzeichen einer Selbstmordbedrohung ist. Weiterhin berichtet Kastenbaum über statistische Probleme bei der Präsentation von Suizidraten und stellt das Phänomen der „harten und verwundbaren Männer" vor. Schließlich erörtert er Versuche, Suizide durch eine Verbesserung der soziokulturellen Bedingungen zu verhindern.

Schlüsselwörter

Statistisches Profil; Risikofaktoren; verminderte Kommunikation; Depression; soziokulturelle Einflüsse; statistische Fehler; Selbstmordverhinderung

References

1. Canetto S (1991) Gender differences in the suicidal behavior of the elderly. Presented at annual meetings of American Association of Suicidology (Boston, April 17)
2. Centers for Disease Control (1985) Suicide – United States, 1970–1980. Morbidity and Mortality Weekly Report 34: 353–357
3. Diggory JC (1976) United States suicide rates: An analysis of some trends. In: Shneidman ES (Ed) Suicidology: Contemporary developments. Grune & Stratton NY, 30–69
4. Freud S (1955) Beyond the pleasure principle. In: Strachey J (Ed & Trans) The standard edition of the complete psychological works of Sigmund Freud (Vol 18, 3–64). (First published in 1920.)
5. Gee E (1989) Causes of death. In: Kastenbaum R & Kastenbaum BK (Eds) Encyclopedia of death. Phoenix: The Oryx Press, 38–41

6. Goldney RD & Katsikitis M (1983) Cohort analysis of suicide rates in Australia. Archives of General Psychiatry 40: 71–74
7. Foster CD, Siegel MA, Plesser DR & Jacobs NR (Eds) (1989) Gun control. Wylie, Texas: Information Plus
8. Kastenbaum R (1976) Suicide as the preferred way of death. In: Schneidman ES (Ed) Suicidology: Contemporary developments. Grune & Stratton NY, 425–441
9. Kastenbaum R (1991a) Death, society, and human experience. Fourth edition. New York: Merrill/Macmillan
10. Kastenbaum R (1991b) The psychology of death. Revised edition. New York: Springer
11. Kastenbaum R (In press) Death, suicide, and the older adult. Suicide and Life-Threatening Behavior
12. National Center for Health Statistics (1988, March) Vital statistics of the United States. Vol II. Mortality, Part A. Hyattsville, Maryland: Department of Health and Human Services
13. Osgood NJ & McIntosh JL (1986) Suicide and the elderly: An annotated bibliography and review. Westport, Conn: Greenwood Press, Inc.
14. Ragland JD & Berman AL (1990–1991) Farm crisis and suicide: Dying on the vine? Omega, Journal of Death and Dying 22: 173–186
15. Richman J (1986) Family therapy for suicidal people. Springer, New York
16. Richman J (1991) Suicide and the elderly. In: Leenars AA (Ed) Life span perspectives of suicide. New York: Plenum Press, 153–170
17. Stroebe W, Stroebe MS & Dommittner G (1988) Individual and situational differences in recovery from bereavement: A risk group identified. Journal of Social Issues 44: 143–158
18. Stroebe MS & Stroebe W (1989–1990) Who participates in bereavement research? A review and empirical study. Omega, Journal of Death and Dying 20: 1–30

Author's address: Dr. R. Kastenbaum. Arizona State University, Tempe, Arizona, 85287, USA

Selbsttötung im Alter, eine geplante Wahl?
Niederländische Erfahrungen und Betrachtungen[1]

J.M.A. Munnichs

Universität Nijmegen

Selbsttötung, Suizid oder diesbezügliche Versuche stellen zur Zeit vor allem dann ein Aufmerksamkeit erregendes Thema dar, wenn sich ein solches Verhalten bei Jugendlichen zeigt. Dies ist verständlich, weil Suizid, insbesondere von jungen Menschen, nicht nur für das Opfer als tragisch angesehen wird, sondern auch dessen Umgebung tief berührt, manchmal verletzt und oftmals mit Schuldgefühlen zurückläßt. Aus Statistiken wird jedoch deutlich, daß die Zahl der Selbsttötungen unter alten Menschen immer noch sehr hoch ist und in manchen Ländern sogar den relativ höchsten Anteil bildet. Dies ist aus mehreren Gründen seltsam: wenn doch im Leben einer Person ein gewisser Hang zur Niedergeschlagenheit besteht, wegen der sie für sich keine Perspektive mehr sieht, und wenn sich diese Niedergeschlagenheit ins Leben eingenistet hat, ist es dann nicht seltsam, daß diese Person erst bis zu ihrem Alter wartet, um dann Hand an sich zu legen. Warum hatte sie nicht eher diesen Beschluß gefaßt und hat erst den langen Lebensweg bis ins Alter hinter sich gebracht?

Ein zweiter Grund sich zu wundern, findet sich im Verhältnis zwischen Selbstmordversuchen und den Zahlen für gelungene Selbsttötungen bei alten Menschen: diese stehen im Gegensatz zum Verhalten in den übrigen Lebensabschnitten. Im Alter finden sich wenige Versuche und demgegenüber viele gelungene Selbsttötungen. Das führt uns zu der Frage, ob die Annahme berechtigt ist, daß der Selbstmord in verschiedenen Lebensabschnitten unterschiedliche Bedeutung hat und ob wir Alterssuizid oder Altersselbsttötung anders auffassen und verstehen müssen als bisher. In diesem Vortrag steht diese Frage im Mittelpunkt.

Bevor wir jedoch näher hierauf eingehen, wollen wir zur Unterstreichung und Nuancierung unserer Fragestellung verschiedene Fakten referieren.

Sollte unsere Betrachtung Argumente liefern, die unsere Vermutung unterstützen, müßten wir im Anschluß der Frage nachgehen, warum bis dato der Alterssuizid in der Suizidologie so wenig herausgearbeitet wurde. Wenn wir auch hierauf – und sei

---

[1] In dieser Studie haben wir dankbar Gebrauch gemacht von der Diplom-Arbeit von Henk Nies. Suizidales Verhalten bei alten Menschen. Fachgruppe Sozialgerontologie, Psychologisches Labor, Universität Nijmegen, 1982, von einer rezenten Studie durch Anton van Hooff, Selbsttötung in der Antike, Nijmegen, SUN, 1990, und von einem Referat von Hans Schadewaldt, Historische Betrachtungen zum Alterssuizid. Außerdem erwähne ich dankbar die Hilfestellung durch Jeanette van Tulder, NIZW, deren Dokumentation ich verwenden durfte. (Mein Dank gilt schließlich Ulrich Damen für die Übersetzung ins Deutsche)

es nur bedingt — eine Antwort liefern können, stellt sich die Frage nach der Notwendigkeit von Vorbeugung und, wie diese auszusehen hat.

Allgemeine Angaben

Selbsttötungszahlen zeigen in den Niederlanden das gleiche Bild wie in den benachbarten Ländern. Nur sind die niederländischen Zahlen im allgemeinen niedriger, in manchen Bereichen viel niedriger.

Das Auffinden von direkt vergleichbarem Zahlenmaterial ist schwierig, weil in Publikationen verschiedene Alterskategorien verwendet werden. Darum beschränken wir uns zwecks leichterer Vergleichbarkeit auf die Präsentation verschiedener Vergleichswerte und auf einige absolute Zahlen, um einen Eindruck von den exakten Größenordnungen zu vermitteln, obwohl wir uns hierbei auf ein Gebiet mit vielen „Dunkelziffern" begeben.

Tabelle 1. Suizide nach Alter und Zeitraum in den Niederlanden (1951 – 1987).

Pro 100 000 Männer	'51–'55	'56–'60	'61–'65	'66–'70	'71–'75	'76–'80	'81–'84	'85–'87
15–20 Jahre	2	3	3	4	6	5	5	5
21–29 Jahre	5	5	7	7	10	14	16	16
30–39 Jahre	6	7	7	9	11	14	18	18
40–49 Jahre	12	11	11	13	16	18	21	19
50–59 Jahre	19	18	18	20	22	21	23	21
60–69 Jahre	25	26	23	24	25	25	28	26
>70 Jahre	40	38	40	33	34	35	41	38
a.a >15 Jahre	13	13	13	14	16	17	20	19
Frauen								
15–20 Jahre	1	1	1	1	2	2	3	2
21–29 Jahre	2	2	3	2	5	7	8	8
30–39 Jahre	4	4	5	6	7	10	10	11
40–49 Jahre	6	7	7	9	12	12	13	12
50–59 Jahre	11	13	13	12	15	16	17	14
60–69 Jahre	16	17	14	14	17	17	19	14
>70 Jahre	15	19	15	14	17	15	19	14
a.a >15 Jahre	7	8	7	8	10	11	12	11

Quelle: CBS

Unterteilt man den Lebenslauf in sieben Zeitabschnitte, ergab sich bei einer achtmaligen, periodischen Messung ab 1950, daß bei den über 60jährigen der Vergleichswert pro 100 000 Einwohner tatsächlich am höchsten liegt. Wie man ja weiß, liegt darüberhinaus die Zahl der Männer um 50 % höher als die der Frauen. Aus der Tabelle 1 läßt sich auch ableiten, daß sich bei der ältesten Altersgruppe, den Personen von 70 Jahren oder älter, einiges in diesem Verhältnis ändert.

Tabelle 2. Suizide älterer Männer und Frauen (über 60 Jahre) und Zeitraum in den Niederlanden (1979 – 1987)

Pro 100 000 Männer	absolute Zahlen								
	1979	1980	1981	1982	1983	1984	1985	1986	1987
60 – 69 Jahre	111	142	150	157	154	140	142	154	147
70 – 79 Jahre	99	96	100	103	129	125	104	99	111
>80 Jahre	49	60	51	65	80	67	67	70	68
>60 Jahre	259	298	301	325	363	332	313	323	326
Frauen									
60 – 69 Jahre	127	99	107	113	121	128	109	89	98
70 – 79 Jahre	93	64	81	88	105	96	67	82	92
>80 Jahre	17	22	33	50	45	41	29	30	23
>60 Jahre	237	185	221	251	271	265	205	201	213

Quelle: CBS

Wenn wir die absoluten Zahlen (Tabelle 2) betrachten, müssen wir uns vor Augen führen, daß die Zahl der alten Menschen in der Gesamtbevölkerung jährlich wächst. Jedoch läßt sich an diesen Zahlen ein Rückgang in der Zahl der Selbsttötungen ausmachen, bei den Männern von 363 zu 326, bei den Frauen von 271 zu 213.

Knipscheer (1977) fand bei den Männern einen Zusammenhang mit dem Personenstand (s. Abb. 1). Viele Witwer heiraten im Alter aufs Neue oder – was sich nicht einfach belegen läßt – leben, entweder in einer getrennten Wohnung oder gemeinsam wohnend, mit einer Freundin zusammen, und machen auf diese Weise

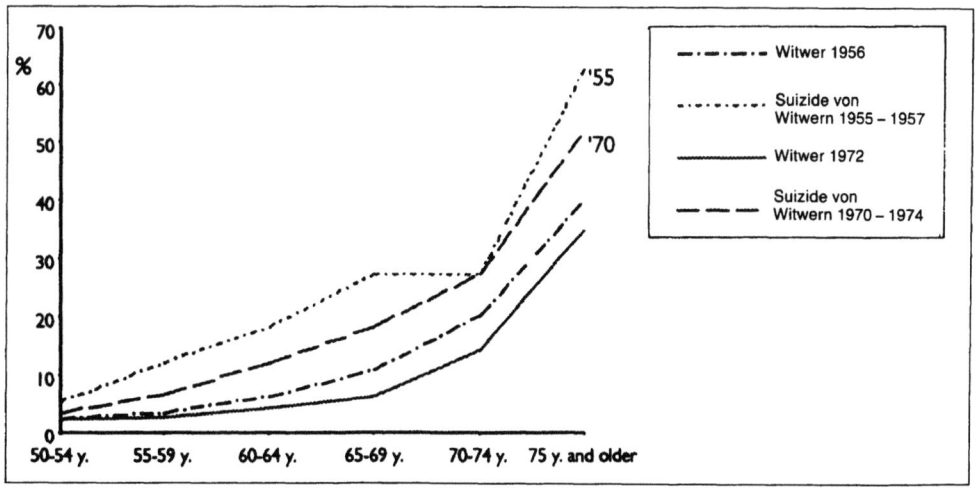

Abb. 1. Suizide von Witwern in den Jahren 1956 und 1972 und Suizide von Witwern in Prozent in den Zeiträumen 1955 – 1957 und 1970 – 1974.

ihrer beider Alleinsein erträglich. Diese Aussage gilt weniger für die hochbetagten Männer von 75 Jahren und älter. Ob es sich tatsächlich so verhält, erfordert nähere Untersuchung. Die gleiche Erklärung könnte für die Abnahme der absoluten Zahl bei älteren Frauen gelten.

Schließlich bleibt die Frage, ob die hohen Vergleichszahlen bei alten Menschen zeit-, beziehungsweise kulturgebunden sind. Hierzu liefert Diekstra (1964) Zahlenmaterial, aus welchem ersichtlich wird, daß auch bei Abweichungen der Zahlen in den verschiedenen Zeitabschnitten die Verhältniszahlen der alten Menschen immer bedeutend höher liegen als der Mittelwert für alle Altersgruppen zusammen. Dieses gilt sowohl für Frauen als auch für Männer (s. Abb. 2).

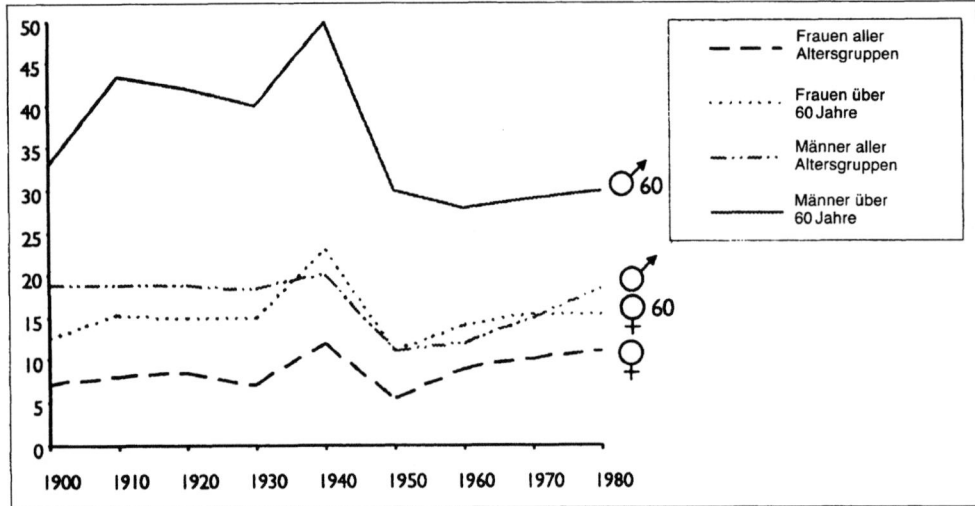

Abb. 2. Suizide älterer Menschen über 60 Jahre im Vergleich mit allen Altersgruppen von 1900–1980.
Quelle: CBS. Diekstra, 1983

Bei unseren Ausführungen haben wir uns auf niederländische Angaben beschränkt. Im Vergleich mit ausländischem Material zeigt sich ein ähnliches Bild. Obwohl die absoluten und relativen Werte zwischen den Ländern voneinander abweichen, stimmen die Unterschiede im Vergleich zu den Angaben zu anderen, jüngeren Altersgruppen überein. Die wichtige Frage bleibt also bestehen, wie sich diese merkwürdig hohe Zahl von Selbsttötungen im Alter erklären läßt.

Einige Kennzeichen der Alterssuizidalität

Die relativ seltenen Versuche zur Selbsttötung bei alten Menschen sind viel häufiger als bei nicht-alten Menschen durch schwerwiegende Verletzungen begleitet, was darauf hinweist, daß nicht nur ein Versuch beabsichtigt war. So finden sich entsprechend bei der Selbsttötung öfter härtere Methoden wie Aufhängen, Ertrinken, sich vor ein Fahrzeug stürzen, von einer Erhöhung springen, sich mit einer Schere oder einem anderen Gegenstand ernsthaft verletzen und der Gebrauch von Feuerwaffen. Die gewählte Tötungsart erlaubt einen Rückschluß auf den wohlüberlegten Charakter der Handlung. Diekstra (1990), dem wir diese Angaben entnehmen, weist auch noch auf eine andere Methode bei alten Menschen hin, welche die wahre Absicht offenlegt, die sogenannte „langsame" Methode: zusammenfassend handelt es sich hierbei um eine Art absichtlicher Verwahrlosung, die sich in einer Weigerung der Nahrungsaufnahme, in der geheimen oder offenen Verweigerung bei der Befolgung von Arztvorschriften (beispielsweise bei den Medikamenten) oder in dem Hinauszögern einer notwendigen medizinischen Behandlung ausdrückt.

Eine weitere Frage ist die nach den Hauptmotiven der alten Menschen. Natürlich geht es immer um die Beendigung einer sehr unerwünschten, das Leben zerrüttenden Situation, die oft bereits lange herrscht. Diekstra nennt in diesem Zusammenhang sieben Motive:
- ernstes körperliches Leiden,
- das Sterben des Partners,
- die bedrohliche Aussicht auf eine extreme Abhängigkeit oder Institutionalisierung, beispielsweise in einem Pflegeheim,
- die Pensionierung, der erzwungene Ruhestand,
- ernste geistige oder psychische Probleme,
- Alkohol- oder Drogensucht,
- ernsthaft gestörte oder pathologische Zweier- oder Sozialbeziehungen.

Die letzten drei haben einen Dauercharakter und können aus früheren Lebensabschnitten stammen. Die ersten vier sind für das Alter typisch und werden auch als „kritische Lebensereignisse" bezeichnet (Filipp 1981). Dies gilt sicherlich in besonderer Weise dann, wenn sich mehrere dieser Ereignisse gleichzeitig oder in kurzer zeitlicher Abfolge einstellen. Die Wahrscheinlichkeit ist dann groß, daß eine ältere Person ihr geistiges Gleichgewicht verliert. Und wenn solch eine Person sowieso schon instabil ist, ist das Risiko groß. Die Umstände bestimmen dann oft darüber, ob man eine harte Methode wählt oder den langsamen Weg einschlägt.

Selbsttötung: ein eigenständiger Typus im Alter?

Das bisher Gesagte läßt bereits durchschimmern, daß die Selbsttötung im Alter von der in anderen Lebensabschnitten unterschieden werden muß. In der Einleitung dieses Beitrags haben wir diese Vermutung ja bereits ausgesprochen. Aus dem empirischen Material gingen eine solche Periode oder altersspezifische Kennzeichen hervor, die unsere Vermutung stützen. Auf folgende Tatbestände haben wir bereits hingewiesen:
- die Mehrzahl der Suizide im Verhältnis zu versuchten Selbsttötungen,
- der durchdachte Charakter bei den beiden am häufigsten praktizierten Methoden,
- die Nachvollziehbarkeit der Entscheidung.

Nachdem wir die hier angeführten Gedanken in Augenschein genommen hatten, haben wir die Fachliteratur, die in den Niederlanden in hervorragender Weise durch Nies (1982) zusammengefaßt wurde, aus einem anderen Betrachtungswinkel untersucht und fanden eine Reihe von Argumenten, die die oben angeführte Hypothese stützen. Diese Argumente betreffen primär den Suizidanten selber, zum zweiten die Umstände, unter welchen man zur Selbsttötung schreitet und drittens gesellschaftliche Faktoren.

Kreitmann (1978) unterscheidet zwei Typen: die *parasuizidale* und die *nicht-parasuizidale* Gruppe. Erstgenannte hatte vor dem Suizid einen oder mehrere versuchte Selbsttötungen hinter sich. Dieser Gruppe angehörende Menschen sind als chronisch desorganisiert („Chronically disorganized") zu kennzeichnen. Nach Kreitman waren diese Personen seit mindestens fünf Jahren vor dem Suizid psychisch labil, viele von ihnen zusätzlich Soziopaten, drogen- oder alkoholabhängig. Sie gingen keiner Arbeit nach oder hatten Schulden und oftmals hatten sie eine kriminelle Vergangenheit. Zwischenmenschliche Konflikte beherrschten die Szene und führten zu den früheren Versuchen. In vielen Fällen hatte es Kontakte mit Psychiatern gegeben, oftmals gerade in der Folge von suizidalem Verhalten.

Die nicht-parasuizidale Gruppe tötet sich ohne vorhergegangene Versuche. Kreitman charakterisiert sie als „acutely disrupted", man könnte sagen, sie sind „plötzlich gebrochen". Oftmals haben Vertreter dieser Gruppe ein stabiles Leben hinter sich, sei es auch auf einem wackeligen Fundament, wie beispielsweise einer ausschließlichen Gefühlsbindung zu einer bestimmten Person. Sie haben also keine Suizidal-Karriere.

Ein Vergleich dieser zwei Typen macht klar, wie unter anderem auch Stenback (1980) meint, daß die meisten Suizide im Alter eher dem nicht-parasuizidalen Typus zuzuordnen sind (Nies, 1982, S. 36 – 37).

Dem Gesagten entspricht die Auffassung von Ringel (1969), daß sich der Alterssuizid in den meisten Fällen nicht als „endogene Depression im Senium" beschreiben läßt, sondern aufgrund einer depressiven Stimmung erfolgt, die die Folge einer mißlungenen Anpassung an das Alter ist. Diese Nicht-Anpassung kann die Resultante aus der erlittenen Verringerung körperlicher Möglichkeiten sein, oft geht diese Verringerung einher mit einer Abnahme des Selbstwertgefühles, weil man sich als nicht mehr nötig erfährt (siehe auch Kastenbaum und Mishara, 1971), und schließlich gehen auch die zwischenmenschlichen Beziehungen merklich zurück. Dieses alles kann dann zu dem führen, was von Ringel als presuizidales Syndrom bezeichnet wird und was Suizid zur Folge hat.

Auch eigene Untersuchungen von Nies (1982) bei einer beträchtlichen Anzahl von Suizid-Fachleuten in den Niederlanden zeigten, daß das Fehlen bedeutsamer, emotionaler Bindungen einer der wichtigsten, wenn nicht der wichtigste Faktor bei suizidalem Verhalten unter alten Menschen darstellt.

Dieses Fehlen kann von einer bereits durch das ganze Leben hindurch bestehenden Unfähigkeit herrühren, aber auch die Folge von Kontaktverlusten und einer erst im Alter geschwundenen Fähigkeit zur Aufrechterhaltung bestehender Kontakte oder zum Schaffen neuer Kontakte sein (S. 143).

Schließlich weist Diekstra (1973) auf den Umstand hin, daß aufgrund der Unumkehrbarkeit der Problematik im Alter (chronische Krankheit, Verlust der Intimi) alte Menschen eher zu suizidalen Handlungen mit tötlichem Ausgang kommen als jüngere, und daß sie weniger Anläufe nehmen.

Zu den genannten Argumenten kommen noch folgende hinzu: der Wunsch zu sterben kann zunehmen, schließlich kann ein alter Mensch seines Lebens satt sein. Denken wir nur an die Worte über Abraham an dessen Lebensende: „er starb ..., da er alt und lebenssatt war" (1. Mose, 25,8). Ob nicht auch die Nähe zum Tode manchen geradezu zum Selbstmord hintreibt, wird gleichermaßen für möglich gehalten. Außerdem ist der Alterssuizid dadurch gekennzeichnet, daß die alten Menschen oftmals ihre Suizid-Pläne nicht erkennen lassen. Es geschieht überraschend. Hierbei wird jedoch von manchen Suizidologen (unter anderem von Diekstra, 1983) darauf hingewiesen, daß oftmals wohl dem Hausarzt unbestimmte Signale vermittelt worden sind.

Argumente für die Umstände sind selten. Dies hängt mit dem bereits Gesagten zusammen, aus dem ersichtlich geworden ist, daß der Suizid in jedem Falle ein einsames Abenteuer darstellt. Die große Zahl alleinstehender und alleine wohnender, alter Menschen mit einer depressiven Stimmung öffnet – zynisch formuliert – Selbstmordgedanken Tür und Tor. Passives Suizidalverhalten, die Alternative zu aktivem suizidalem Handeln, findet sich entsprechend häufiger in Institutionen wie Altenheimen und Pflegeheimen, in welchen das Personal die Bewohner, die oft Patienten sind, berufshalber beobachten, ja manchmal sogar beobachten muß. Suizidales Verhalten zeigt sich hier in einer verschleierten Weigerung der Nahrungsaufnahme, in der Nicht-Einnahme von Medikamenten usw. Solch ein Verhalten kann aber auch ein leiser „cry for help" sein.

Gesellschaftliche Faktoren sind folgende Tatsachen: die Gesellschaft zeigt im allgemeinen wenig Interesse für alte Menschen, erst dann, wenn sie durch ihr Verhalten die Nicht-Alten beunruhigen. Außerdem lassen sich nur schwer Informationen über alleinwohnende ältere Menschen gewinnen, da oftmals die „signifikanten Anderen", daß heißt Freunde oder gute Bekannte, unbekannt sind oder ganz fehlen. Und schließlich wird der Tod alter Menschen offensichtlich eher akzeptiert, auch der Tod in Gestalt des Selbstmordes, als bei jüngeren Menschen.

Aufgrund aller genannten Argumente kommen wir entsprechend dem Erklärungsmodell des illativen Sinnes von Newman (vgl. Bierkens, 1966)[1] zur willkommenen Annahme, daß ein Großteil der Selbsttötungen bei alten Menschen als eigener Typus betrachtet werden muß und gerade durch Alterserfahrung hervorgerufen wird.

Die unbekannte Selbsttötung im Alter

Trotz ihres Ausmaßes stellt die Selbsttötung bei alten Menschen aufgrund der oben genannten Gesellschaftsfaktoren ein in der westlichen Welt nicht ausreichend beleuchtetes Thema dar. In der Suizidologie wird ihr wenig Raum gegeben und man kann nicht behaupten, daß solches Verhalten an sich grundlegend untersucht worden ist. Da jedoch Suizidangaben immer in Altersabschnitten untergliedert präsentiert werden, werden außer quantitativen Angaben kaum andere Aspekte beleuchtet. Man fragt sich, warum sich Selbsttötung im Alter vom Suizid in anderen Lebensabschnitten unterscheiden sollte.

Es lassen sich Zusammenhänge zu unseren westlichen Lebensanschauungen zum Thema Leben und Tod nachweisen. Daß diese einer christlichen Sichtweise entstammen, dürfte niemand verwundern. Bei Augustinus, einem der frühesten Kirchenväter, findet sich (nach Schadewaldt) folgende Aussage: „Für den Christen gibt es keine Lage, die ihn zum Selbstmord[2] ermächtigt". Und Thomas von Aquin fügt hinzu: „...daß jemand, der Hand an sich lege, ebenso vom Teufel besessen sein müßte, wie man das von der Mehrzahl der Geisteskranken nun annahm ..." Erst in der Renaissance änderte sich diese Auffassung langsam. Der berühmte Michel Mon-

---

[1] Dieses Erklärungsmodell beinhaltet folgendes: Newman's Ausführungen zeigen, daß ein ausreichender Grad der Evidenz dann erreicht ist, wenn eine große Zahl von Teil-Erklärungen in die gleiche Richtung weisen.

[2] Der hier vermittelte Eindruck, daß zur Zeit des Augustinus der Begriff „Selbstmord" bereits bestanden habe, ist unzutreffend. Augustinus verwendete für dieses Verhalten den Begriff „extortor animae suae", was soviel bedeutet wie „Entwindender der Seele", vgl. Van Hooff, 1990, S. 174

taigne (1533 – 1592) hielt den Suizid in bestimmten Fällen wieder für erlaubt: „Der freiwillige Tod ist der schönste. Das Leben steht nicht in unserer Macht, wohl aber der Tod". Damit unterstrich er die Frage, die Camus (1913 – 1960) noch genauer auf den Punkt brachte: „Es gibt nur ein wirklich ernstes philosophisches Problem, den Selbstmord". In den dazwischenliegenden Jahrhunderten hatte sich die Medizin herausgebildet und weiterentwickelt. Die Mediziner bemühten sich, alle Selbstmordfälle als pathologisch-psychiatrische Probleme zu erklären. Esquirol (1770 – 1840), der französische Psychiater, vertrat die Auffassung, daß alle Selbstmörder psychisch Kranke seien, und suchte damit den Selbstmord als ein rein medizinisches Phänomen zu verstehen. Von diesem Standpunkt ist es nur noch ein kleiner Schritt zu Durkheim (1858 – 1917), der in diesem Zusammenhang unter anderem von Anomie spricht. Wohin führt uns dies?

Klar dürfte sein, daß das Problem der Selbsttötung seit Beginn des Christentums immer davon abhängig war, wie wir dieses Verhalten interpretiert haben. Indem man es als sündiges Verhalten definierte und später, wie Esquirol, als rein krankhaftes, ja gar als psychiatrisches Problem betrachtete, wurde es fast unmöglich, in diesem Verhalten auch menschliche Züge zu erkennen. Selbstmord schreckte ab, vielleicht, weil jedes Engagement oder jede Art von Interesse hierfür nur noch Schlimmeres hervorrufen konnte. Diese ausschließlich dem Menschen vorbehaltene Möglichkeit (bei Tieren gibt es sie nicht) – der Grund, warum Camus sie als das einzige philosophische Problem bezeichnete – reißt Abgründe auf, denen man sich offensichtlich nicht zu stellen vermag. Der Tod, der Todeswunsch, ja Todestrieb (Freud, siehe auch Eisler, 1978) eröffnet Sichten, die man am besten integriert und vor denen die Menschheit beschützt werden muß. Entsprechend sind die Selbstmordraten in mohammedanischen und katholischen Ländern niedriger als in protestantischen (Schadewaldt).

Aber gab es denn nie andere Zeiten und Sitten? War die frühchristliche Auffassung eine Schau oder eine Reaktion? Und wie verfuhr man beispielsweise in der japanischen Kultur?

Im Film Narayama wählt eine alte Frau, hauptsächlich aus wirtschaftlichen Motiven heraus die Selbsttötung, im übrigen konform mit dem herrschenden Brauch. Ein Mund zuviel ist unvorteilhaft und wenn die Fortpflanzung gewährleistet ist, hat sie, die alte Frau, ihren Sinn verloren und muß entsprechend der alten Sitte sogar auf dem Rücken ihres ältesten Sohnes, zu einem Berg gehen, wo sie auf den Tod wartet (vgl. De Beauvoir, 1970, S. 61 – 63).

Gleiches lesen wir über eine sehr alte Frau in der griechischen Antike auf der Insel Keos. Sie nahm die Selbsttötung entsprechend der Vorschriften der örtlichen Tradition vor. Aus dem diesbezüglichen Bericht des Valerius Maximus sprechen die Ruhe und die wohlüberlegte Entscheidung, so wie die Berücksichtigung ihrer Umgebung (van Hooff, 1990, S. 51). Hinsichtlich der griechisch-römischen Vorstellungen verschafft uns die vor kurzem erschienene Studie von van Hooff (1990) wertvolle Einblicke. Zunächst weist van Hooff auf die relativ späte Entstehung des Begriffes Suizid hin. Dieser sei erst in der Mitte des 17. Jahrhunderts als eine Art neulateinischer Neologismus durch den Theologen Caramuel geschaffen worden. Im Lateinischen und Griechischen gab es kein Wort mit dem dunklen Klang und der prägnanten Bedeutung von Suizid und Selbstmord. In der römischen Welt gab es demgegenüber sogar den Begriff des „romana mors", was soviel wie „edle Selbsttötung" bedeutet. Eine bei den Römern häufig vorkommende Methode ist die „inedia", die Weigerung der Nahrungsaufnahme. Man könnte sagen, eine der sanften Methoden. Nach van Hooff zeugt diese von Entschlossenheit und konsequenter Ausdauer. Diese Methode findet sich auch in der alten griechischen Welt, in welcher Meinungsunterschiede zwischen den Gegnern des Selbstmordes, dem platonisch-aristotelischen Anhängern auf der einen Seite und den Verfechtern der Stoa auf der anderen Seite bestand. Jedoch auch die Anhänger der ersten Schule gestatteten für alte Menschen die Ausnahme. Für den alten Philosophen war Selbsttötung sogar eine Pflicht, so blieb er glaubwürdig. Wenn man sich nicht mehr selber zu helfen wußte, oder einen Krankheit plagte, wurde es Zeit zur Abreise. Solcherart Selbstmorde elitärer alter Weiser lassen sich als Beispiele stilvoller Euthanasie betrachten.

Auch beim bekannten Plinius ist nachzulesen, daß es im 1. Jahrhundert nach Christus in der unteren Spitze der römischen Gesellschaft nicht ungewöhnlich war, nach reifen Beratungen und nach Konsultationen der Ärzte und Freunde sein Leben als ausgelebt zu betrachten (van Hooff, S. 59).

Vor diesem Hintergrund wird Selbsttötung im Alter in ein völlig anderes Licht gerückt und höchstwahrscheinlich, sicherlich teilweise, erklärbar.

Bleibt noch die Frage, warum das Christentum den Selbstmord so anders einstufte und auch, warum die spezifische Thematik der Alterstötung so außer Sichtweite geriet. Da die erste Frage eine eigene Betrachtung erfordert, die wir hier nicht geben können, beschränken wir uns auf den Hinweis, daß der Christ durch eigenständige Verfügung über sein Leben an Gottes Stelle treten würde. Und dies ist natürlich unerwünscht. Zur zweiten Frage folgende Bemerkung: grundsätzlich mißt das Christentum dem Lebensalter keine spezielle Bedeutung zu, denn, wie Van der Meer (1955) schreibt, Gottes Maß mißt nicht die Jahre, sondern die innere Verfassung; ein jung Verstorbener kann bedeuten: früh bei Gott. Es gibt also keinen Unterschied zwischen jung und alt. Gerade dann, wenn man bedenkt, daß für Gott tausend Jahre wie ein Tag sind, verblaßt die Dauer eines Menschenlebens zu einer trivialen Angabe. In der Konsequenz betrachtet diese Position das menschliche Leben nicht differenziert, es wird nicht zwischen Jungsein, dem Erwachsenwerden und dem Erwachsenenalter unterschieden. Anders ausgedrückt wird der Lebenslauf des individuellen Menschen „dehistorisiert", wobei eine mögliche Unterscheidung zwischen jung und alt als unwichtig wegfällt. Wenn wir diese Sicht auf Alter und Selbsttötung im Alter beziehen, läßt sich das Erörterte als Grund dafür anführen, warum die Selbsttötung bei alten Menschen selten als eigenes Thema betrachtet worden ist. Nachfolgend wollen wir hierauf noch weiter eingehen.

Der Kontext der Selbsttötung im Alter

Ohne den Kontext des Alters selbst, das jeweilige Alter mit seiner eigenen Vergangenheit und seiner Zukunft, scheint das Thema dieses Beitrages nicht verstanden werden zu können. Auch hier muß festgehalten werden, daß sich das Alter hierin völlig von allen anderen Lebensabschnitten unterscheidet, und zwar dadurch, daß ihm ja kein weiterer Abschnitt mehr folgt. Der bevorstehende Tod stellt so oder so eine strukturelle Eigenschaft des Alters dar. Vielleicht besteht aus diesem Grunde ein Zusammenhang zu den vielen Selbsttötungen im Alter. In vielen Betrachtungen wird gar nicht oder nur am Rande in Betracht gezogen, daß dem alten Menschen die Sicherheit des Sterbenmüssens vor Augen steht. Wahrscheinlich dürfte die Furcht vor dem Sterbenmüssen, auf jeden Fall das Element der Unsicherheit, auf vielerlei Art und Weise Einfluß ausüben. Zunächst kann der sichere Tod und das Sterbenmüssen ein solches Maß an Angst hervorrufen, daß diese Aussicht, meist dann vereint mit anderen Widrigkeiten, für die betreffende Person viel zu viel bedeutet. Sie wird sozusagen zur Vorwegnahme des Sterbens gezwungen, indem sie sich mutwillig in den Tod flüchtet. Cahn (1965) drückte es folgendermaßen aus: „Durch den Selbstmord entgeht man der Endlichkeit. Wer mit der Endlichkeit der Existenz vertraut ist, übt keinen Selbstmord".

Auch kann die Selbsttötung eine bewußte Wahl, ein wohl durchdachter Abschluß des eigenen Lebens sein, ohne Angst realisiert, wie eine Art Euthanasie wie im oben angeführten Sinne. Hierauf verweist auch Miller (1977), der dabei insbesondere an Kranke im Terminalstadium denkt. So bilden denn Selbsttötung und Euthanasie eine sonderbare Kombination (siehe auch von Dantzig, 1989).

Vorbeugung

Abschließend einige Bemerkungen zu präventiven Maßnahmen. An sich ist die Frage nach Vorbeugung in bezug auf Selbsttötung im Alter recht anmaßend, läßt sich Vorbeugung schließlich nicht einfach realisieren. Außerdem verweisen die von uns gemachten Ausführungen darauf, daß hinsichtlich der unterschiedlichen Typen Klarheit bestehen muß: handelt es sich um klaren Suizid, oder um Selbsttötung, welche als eine Art Euthanasie aufzufassen ist.

In jedem Falle jedoch muß die Selbsttötung im Alter aus ihrer gegenwärtigen Grauzone herausgeholt werden. Dies nicht nur im Interesse des Verstorbenen, sondern doch auch sicherlich wegen der – in der überwiegenden Zahl der Fälle schockierten – Hinterbliebenen, welche durch alte Menschen öfter überrascht werden können als durch jüngere, die mehr Warnsignale zu geben scheinen. Grundlage für jede Art von Vorbeugung ist ein möglichst detailliertes Erfahrungswissen. Dies beinhaltet auch, daß wir – auch bei alten Menschen – klarer zwischen Fällen mit allgemeinem Charakter, daß heißt, parasuizidalen und nicht-parasuizidalen Fällen unterscheiden müssen, und Fällen, die bei normalen alten Menschen auftreten. In dieser Hinsicht scheint bei Selbsttötung in Einrichtungen eine psycho-geriatrische Autopsie im Sinne von Weisman und Kastenbaum (1976) sicher empfehlenswert. Diese verschafft Einsicht nicht nur in den vorliegenden Fall, den Lebenslauf und alle Umstände, die in dem Lebensabschnitt vor dem Sterben von Bedeutung waren, wodurch sich der Prozeß genau nachvollziehen läßt, sondern diese Rekonstruktion ist auch für den möglichen Partner, einen anderen Intimus und ebenso für Verwandte und das Personal von Bedeutung, insbesondere für ein Ingangsetzen des Verarbeitungsprozesses.

Kastenbaum und Weisman haben in diesem Zusammenhang wertvolle und nützliche Übersichten erstellt, mit denen sich Angaben systematisch inventarisieren lassen und mit anderen Hilfe Selbsttötung im Alter endlich grundlegend untersucht werden kann. Bis dahin muß sich die Gesundheitsfürsorge mit den bisher noch spärlichen Kenntnissen helfen.

Schluß

Wie wir erörtert haben, ist es wahrscheinlich, daß im Alter unterschieden werden kann zwischen Suizid und gewählter Selbsttötung. Die beiden Formen der Lebensbeendigung müssen unterschiedlich beurteilt werden. Die psycho-geriatrische Autopsie im Sinne von Weisman und Kastenbaum kann hier den Weg weisen. Auch für die Zurückgebliebenen ist es für ihr eigenes Schuldgefühl sehr wichtig zu wissen, ob es Suizid oder Selbsttötung war.

Zusammenfassung

Nach statistischen Angaben über Suizide in den Niederlanden stellt Munnichs wichtige Kennzeichen des Alterssuizids vor, nämlich eine Mehrzahl von Suiziden im Verhältnis zu versuchten Selbsttötungen, durchdachter Charakter der beiden am häufigsten praktizierten Methoden, Nachvollziehbarkeit der Entscheidung. Er stellt den Alterssuizid als eigenständigen Typus vor und berichtet über historische Aspekte der Selbsttötung in verschiedenen Kulturen, um abschließend präventive Maßnahmen zu erörtern.

Schlüsselwörter

Kennzeichen der Alterssuizidalität; parasuizidale versus nicht-parasuizidale Gruppen; historische Aspekte; Vorbeugung

Suicide in old age, a premeditated choice? Dutch experiences and views

Summary

After presenting statistics on suicide in The Netherlands, the author describes important characteristics of suicidal tendency in old age, namely, a higher number of suicides in relation to suicide attempts, the premeditated character of the two most practiced methods, and views regarding the decision to kill oneself. Suicide in old age is presented as an independent phenomena; reports on historical aspects of suicide in various cultures are given, concluding with a discussion of preventive measures.

Keywords

Signs of suicidal tendency in old age; parasuicide versus non parasuicide groups; historical aspects; prevention

Literatur

1. Beauvoir S de (1970) La Vieillesse, Paris, Gallimard
2. Bierkens PB (1966) Het denken van de psycholoog, een verkenning van het psychodiagnostisch redeneerproces, Assen, van Gorcum
3. Cahn LA (1965) Zelfmoord en zelfmoordpoging op hoge leeftijd. T. Sociale Geneeskunde 43: 1–6
4. Dankwart G, Püschel K (1991) Suizide im Senium. Z Gerontologie 24: 12–16
5. Dantzig A von (1989) Welke mensen willen dood? In: Boon L (Red.) Euthanasie en zorgvuldigheid. Amsterdam, Stichting Sympoz: 17–22
6. Demling J, Lungershausen E. (1989) Suizidalität. In: Platt D (Hrsg) Handbuch der Gerontologie, Band 5 Neurologie und Psychiatrie. Stuttgart Fischer: 285–296
7. Diekstra RFW (1973) Crisis en gedragskeuze. Amsterdam Swets & Zeitlinger
8. Diekstra RFW (1983) Suicide en de ouder wordende mens. Proceedings Ouder worden Nu, Gerontologisch Symposium Amsterdam. 141–148

9. Eisler KR (1978) Der sterbende Patient. Zur Psychologie des Todes. Stuttgart Fromann-Holzboog
10. Erlemeier N (1988) Suizidalität im Alter. Z Gerontologie 21: 267 – 276
11. Filipp HS (Hrsg) (1981) Kritische Lebensereignisse. München
12. Greca AJLa, Suicide: Prevalence, Theories and Prevention. In: Wass H et al. (1987) (Eds) Dying, Facing the facts, Washington, Hemisphere, 2-nd Ed
13. Hoff A van (1990) Zelfdoding in de antieke wereld. Nijmegen, Sun
14. Kastenbaum R, Aisenberg R (1976) The psychology of death. 2nd Ed., New York: Springer
15. Kastenbaum R, Mishara B (1971) Premature death and self-injurious behavior in old age. Geriatrics 26: 70 – 81
16. Knipscheer CPM (1977) Zelfmoord bij oudere mensen demografisch en sociologisch nader beschouwd. Ned T Gerontologie 8: 20 – 24
17. Kreitman N (1977) Parasuicide. London Wiley
18. Kreitman N (1978) Age and parasuicide. Psychological Medicine 6: 113 – 121
19. Leo D de, Diekstra RFW (1990) Depression and suicide in late life. Toronto Stuttgart Hogrefe & Huber
20. Meer F van der (1955) In Christus geldt geen leeftijd meer. De Bazuin 39: 11 – 12, 8 – 9
21. Miller M (1977) A psychological autopsy of a geriatric suicide. J Geriatric Psychiatry 10: 229 – 242
22. Munnichs JMA (1989) Sterbehilfe, Sterbebegleitung. In: Lauter H et al. (Eds) Alterspsychiatrie. Band 8, Psychiatrie der Gegenwart. Berlin Springer: 375 – 396
23. Nies H (1982) Suicidaal gedrag bij ouderen. Diplom-Arbeit, Intervakgroep Sociale Gerontologie, Universität Nijmegen
24. Ringel E (1969) Selbstmordverhütung, Bern Huber
25. Schadewaldt H (o.J.) Historische Betrachtungen zum Alterssuizid. paper
26. Schmidtke A, Weinacker B (1979) Suizidraten, Suizidmethoden und unklare Todesursachen alter Menschen. Z Gerontologie 24: 3 – 11
27. Steemers F (1979) Zelfdoding bij oudere mensen, Student-paper, Intervakgroep Sociale Gerontologie, Universität Nijmegen
28. Stenback A (1980) Depression and suicidal behavior in old age. In: Birren JE et al. (Eds) (1980) Handbook of mental health and aging. New York: Englewood Cliffs, 616 – 652
29. Vogel R, Wolfersdorf M (1989) Zum Verhältnis zwischen Suizid und psychischer Erkrankung im höheren Lebensalter. Z Gerontologie 22: 242 – 246
30. Wächtler C (1984) Suizidalität. In: Oswald WD, A. (Hrsg) Gerontologie. Stuttgart Kohlhammer, 498 – 505

Anschrift des Verfassers: Prof. Dr. J. M. A. Munnichs, Katholieke Universität, Psychologisches Laboratorium, Montessorilaan 3, NL-6500 HB Nijmegen

Seelsorgerliche und ethische Aspekte im Umgang mit suizidgefährdeten alten Menschen

A. Reiner

Institut für Klinische Seelsorgeausbildung (KSA), Heidelberg

Alte Menschen nach Suizidversuch in der Klinik

Statistisch ist erwiesen, daß bei vollendeten Suiziden die alten Menschen an der Spitze stehen, bei Suizidversuchen jedoch die jüngeren. Dieses Bild zeigt sich auch in der Klinik bei den Suizidpatienten. Die Zahl der Älteren ist wesentlich geringer als die Zahl der Jüngeren.

Die Probleme bei alten Menschen nach einem Suizidversuch sind meistens schwieriger zu lösen als bei jüngeren Patienten. Hinzu kommt, daß viele alte Menschen beim Entschluß zu einer Suizidhandlung wirklich sterben wollten, auch wenn sie (zufällig) nicht zu Tode kamen. Bei jüngeren Menschen hingegen hat die Suizidhandlung häufig Appellcharakter, d. h. sie wollten nicht sterben, aber *so* nicht mehr weiterleben.

Die häufigsten Konflikte und Motive zu einer Suizidhandlung bei alten Menschen

Eines der häufigsten Motive zur Suizidhandlung bei alten Menschen ist die Isolation. Wenn Leben Begegnung ist (Martin Buber) und Kommunikation, ist in diesem Fall die Isolation als Hindernis zum Leben zu verstehen. Es gibt viele Gründe für die Isolation bei alten Menschen: Partnerverlust, Weggang der erwachsenen Kinder, eingeschränkte Mobilität, Altersbeschwerden, Krankheiten (wobei Krankheit häufig nicht das eigentliche Motiv zur Suizidhandlung ist, sondern der Rückzug der bisherigen Kontaktpersonen, die zur Kränkung und zu dem Gefühl führt: „ich bin schon abgeschoben"), unerträgliche Schmerzen, Angst vor dem Alters- bzw. Pflegeheim u. a. m.

Möglichkeiten und Grenzen der Helfer

Bei alten Menschen, die nach einem Suizidversuch in die Klinik gebracht werden, sind die Helfer mit ihrem Hilfsangebot häufig bald am Ende, vor allem dann, wenn der Suizidversuch als mißglückter Bilanzsuizid zu interpretieren ist. Ich möchte dies an einem praktischen Beispiel zeigen:

Eine 83jährige Frau wurde nach Tabletten-Vergiftung in die Klinik eingeliefert. Beim Erstgespräch stellt sich folgende Problematik heraus: Die Patientin verlor mit 60 Jahren ihren Mann. Bisher lebte sie in Norddeutschland und zieht jetzt in die Familie ihrer verheirateten Tochter in die Schweiz. Dort lebt sie 20 Jahre, bis ihre Tochter an Krebs verstirbt. Auf Rat ihres Bruders zieht die alte Dame jetzt in die Nähe ihres Bruders in die Heidelberger Umgebung um. Sie hat ein ambivalentes Verhältnis zu ihrem Bruder und bereut diesen Umzug. An ihrem neuen Wohnsitz wird die 80jährige nie mehr heimisch und lebt seit drei Jahren ganz zurückgezogen in ihrer Wohnung. Die Kontakte zu ihrem Bruder bleiben spärlich. Noch kann sie sich mit ihren 83 Jahren selbst versorgen, dann fällt sie in ihrer Wohnung und bricht sich dabei einen Arm. Durch diese unerwartete Behinderung werden die einfachsten gewohnten Alltagsverrichtungen für sie mehr und mehr zum Problem. Bisher war sie gewohnt, alles selbst in die Hand zu nehmen. Sich helfen lassen war nie ihre Stärke. Jetzt aber merkt sie, daß sie ohne fremde Hilfe nicht mehr auskommt. Aufgrund dieser für sie belastenden Erfahrung beschäftigt sie sich mehr und mehr mit dem Gedanken, daß ihr das Los, versorgt werden zu müssen, wahrscheinlich in Bälde auferlegt werden würde. Dieser Gedanke ist ihr so fremd und beängstigend, daß sie sich entschließt, Schluß zu machen. Wenn nicht zufällig ihr Bruder nach ihr gesehen hätte, wäre sie auch nach der hohen Dosis der eingenommenen Tabletten mit Sicherheit verstorben.

Verlauf: Die Patientin erzählt immer wieder von der hoffnungslosen Situation, in der sie sich befindet und deshalb keinen Sinn mehr in ihrem Leben sieht, wenn sie auf Hilfe anderer angewiesen ist. Sie weist alle Hilfsangebote ab. Über die sozialen Hilfsmöglichkeiten ist sie bestens informiert: Sozialstation, Essen auf Rädern ... aber das genügt ihr nicht, um in ihrem Leben noch Sinn zu finden. Was sie will ist nur dies: für sich selber sorgen zu können oder zu sterben. – Soweit das Erstgespräch.

Was tun?

Soll man die Patientin entlassen trotz akuter Suizidgefahr? Das ist unverantwortlich. Also sie einweisen in die Psychiatrische Klinik? Das lehnt sie energisch ab.

Nach mehreren Gesprächen mit der Patientin und nach Beratung im therapeutischen Team zeigt sich doch ein Hoffnungsschimmer, daß die alte Dame sich mit praktischen Hilfsangeboten allmählich vertraut macht. Schließlich geht sie auf das Angebot ein, sich von der Sozial-Station vorläufig versorgen zu lassen, Essen auf Rädern anzunehmen, den Bruder mit einzubeziehen und regelmäßig zu Gesprächen mit einer Therapeutin zu kommen. Daraufhin wurde sie aus der Klinik entlassen. Sie hat sich auch korrekt an die Vereinbarungen gehalten. Trotzdem bleibt die Frage, ob auf Dauer dieses Hilfsangebot ausreicht, damit die Patientin wieder Sinn in ihrem Leben finden kann.

An diesem Beispiel wird deutlich, daß das ganze, nicht bewältigte Konfliktfeld im Gespräch oft auf den Punkt gebracht wird mit der Frage nach dem Sinn des Lebens. Bevor ich darauf näher eingehe, soll zuerst noch über konkrete seelsorgerliche Möglichkeiten der Hilfe gesprochen werden.

Konkrete seelsorgerliche Möglichkeiten der Hilfe

Das seelsorgerliche Gespräch

Struktur und Inhalt des seelsorgerlichen Gesprächs sind weithin identisch mit dem Beratungsgespräch der übrigen therapeutischen Dienste in der Krisenintervention. Deshalb kann in diesem Zusammenhang eine stichwortartige Aufzählung genügen:

Was ist der Konflikt?

- Welche Möglichkeiten gibt es zur Lösung?
- Was kann der (die) PatientIn selbst leisten, wozu braucht er (sie) Hilfe und von wem?
- Welcher nicht zu lösende Rest bleibt? Kann er (sie) den ertragen und mit wessen Hilfe?
- Was hat bisher im Leben geholfen, Konflikte zu lösen bzw. zu ertragen?

Welche Bedeutung haben für den (die) PatientIn Religion und Glauben bei der Bewältigung von Konflikten?

- Gibt Glauben und Vertrauen Kraft zum Festhalten, d. h. zum Aushalten in Bedrängnis und zum Loslassen-Können, weil der (die) PatientIn sich gehalten weiß?
- Welche Bedeutung haben Gebet und Gottesdienst, Handauflegen, Segnen und Krankensalbung als Zeichen der Nähe Gottes? (Wann werden alte Menschen noch liebevoll und zärtlich angefaßt?)
- Gibt es beim seelsorgerlichen Gespräch noch Raum, daß alte Menschen aus ihrem Leben erzählen können, was sie bisher durchgemacht haben und was ihnen in schweren Stunden geholfen hat?
- Hat ein mögliches Beichtgespräch den Charakter der Entlastung und eines möglichen Neuanfangs in der konkreten belastenden Situation?
- Ist der (die) SeelsorgerIn ein möglicher Ansprechpartner bei weiteren aufkommenden Krisen?

Nach der stichwortartigen Aufzählung über Struktur und Inhalt des seelsorgerlichen Gesprächs, sollen drei Themenkreise noch eigens behandelt werden.

Die Sinnfrage

Alte Menschen stellen nach einem Suizidversuch fast immer die Frage nach dem Sinn des Lebens, meistens in der negativen Formulierung, daß sie selbst keinen Sinn mehr in ihrem Leben sehen. Für den (die) SeelsorgerIn ist es wichtig herauszuhören, was der Patient mit dieser Frage meint. Den meisten geht es nicht um eine theoretisch-philosophische oder theologische Problematik, sondern um den Verlust, den sie erlitten haben. Das zeigt sich besonders deutlich bei Äußerungen wie: „Nachdem mein Mann bzw. meine Frau verstorben ist, hat das Leben für mich keinen Sinn mehr". Somit ist die Sinnfrage zuerst einmal auf der Beziehungsebene zu verstehen. Wenn die Suizidhandlung als Abbruch der Beziehungen verstanden werden kann, dann ist die Sinnfrage konsequenterweise eine Anfrage auf der Beziehungsebene, zunächst gerichtet auf die Beziehung zum Berater. Hier gilt das Wort von Kierkegaard „Der Helfer ist die Hilfe". Insofern ist die Sinnfrage des Patienten ein Appell nach Zuwendung.

Dieser Appell hat aber auch seine eigene Problematik. Wenn es dem Helfer möglich ist, neue Perspektiven auf der Beziehungsebene aufzuzeigen (z. B. Verwandte, Bekannte, Gruppen, Altenkreise) und mit dem alten Menschen zu verwirklichen, ist die akute Suizidgefahr meistens gebannt. Gelingt das jedoch nicht, ist es ungeheuer schwer, wirksam zu helfen. Hier wird die Grenze des Helfen-Könnens sehr deutlich und die Ohnmacht der HelferInnen spürbar. Oft bleibt als einzige Möglichkeit das Angebot weiterer Gespräche, um wenigstens Entlastung in der erlebten Isolation zu geben. Das hat aber auch seine eigene Dynamik und Problematik. Wenn der (die) SeelsorgerIn trotz angebotener Zuwendung sich nicht abzugrenzen gelernt hat, kommt er (sie) leicht in die Rolle von Substituten, also in die Rolle einer Ersatzfigur für verlorenen Partner bzw. Partnerin. Bei dieser Dynamik kann der Konflikt nicht verarbeitet, sondern nur wiederholt werden, da der (die) SeelsorgerIn diese Rolle irgendwann nicht mehr weiter übernehmen will und kann.

Es ist ein schmaler Grat zwischen Nähe und Distanz, auf dem sich jeder bewegt, der einerseits Zuwendung und Nähe vermitteln will, andererseits sich abgrenzen muß, um den Patienten zur Realität hinzuführen. Deshalb sollte jeder Versuch unternommen werden, auf die Dauer als SeelsorgerIn möglichst nicht die einzige Kontaktperson zu bleiben. Die Frage nach dem Sinn des Lebens in ihrem ganzen Umfang, also auch die Frage nach der Transzendenz, ist damit noch nicht beantwortet. Aber Seelsorge beginnt nicht erst, wo ein Wort der Bibel ausgesprochen, ein theologischer Begriff verwendet oder ein Sakrament gespendet wird. Vielmehr öffnet sich eine theologische Dimension schon dort, wo sich z. B. das ereignet, was Jesus in der vorurteilsfreien Zuwendung zum Menschen gelebt und verkündet hat. Wer Hunger hat, braucht zuerst Brot und dann erst ein Wort der Bibel oder ein Sakrament. Wenn die Suizidhandlung vieler Menschen als Hilferuf nach Kommunikation und Angenommen-Werden verstanden wird, können die Botschaft von einem liebenden Gott und die Sakramente als Zeichen der Nähe Gottes erst verstanden werden, wenn der (die) Hilfesuchende Liebe und Zuwendung von denen erfährt, die ihm (ihr) nach einem Suizidversuch begegnen. Ob und wann der Zeitpunkt für ein weiterführendes deutendes Wort aus dem Glauben gekommen ist, kann nur im Einzelfall entschieden werden.

Einstellung zu Sterben und Tod

Die meisten jüngeren Menschen haben sich − entgegen landläufiger Meinung − vor ihrem Suizidversuch mit Sterben und Tod nicht auseinandergesetzt, da in der Mehrzahl der Fälle der Suizidversuch als Appell bzw. Hilferuf ohne eindeutigen Sterbewillen zu verstehen ist. Deshalb ist von seiten der Betroffenen beim seelsorglichen Gespräch nach einem Suizidversuch Sterben und Tod meistens kein Thema. Die Suizidhandlung ist somit als letzte Möglichkeit zu verstehen, einem ausweglos erscheinenden Konflikt dadurch zu entrinnen, daß die Betroffenen mit der Suizidhandlung die Verantwortung für ihr Leben abzugeben versuchen und Hilfe für die Lösung des Konfliktes von außen erwarten (Appellfunktion).

Zwar unternehmen sie eine Handlung, die den Charakter der Selbstvernichtung trägt, trotzdem möchten sie nicht sterben, sondern *so* nicht mehr weiterleben. Von daher wird verständlich, daß sie sich nicht mit Sterben und Tod auseinandersetzen, sondern häufig als einziges Thema auch im seelsorglichen Gespräch immer wieder ihren unbewältigten Konflikt anbieten. Trotzdem kann es therapeutisch wichtig sein, daß im Seelsorgegespräch Sterben und Tod thematisiert werden, um darauf aufmerksam zu machen, daß ein Suizidversuch ein gefährliches und letztlich untaugliches Mittel zur erhofften Lösung scheinbar unlösbarer Konflikte ist.

Bei alten Menschen ist das meistens anders: viele von ihnen wollten sterben, wurden aber (zufällig) gerettet. Hier haben wir es mit Suizidversuchen im strengen Sinn des Wortes zu tun. Deshalb sprechen sie in der Regel von sich aus das Thema „Sterben und Tod" an. Ähnliches läßt sich auch aus dem Nachlaß von Suizidtoten feststellen. In Tagebuchnotizen und Abschiedsbriefen wird das Thema „Sterben und Tod" meistens ausführlich behandelt.

Suizidhandlung und Schulderleben

Nach dem eben Gesagten ist es nur konsequent, daß für die meisten jungen Menschen nach einem Suizidversuch Verantwortung oder Schuld Menschen oder Gott gegenüber kein Thema sind. Selbst religiös erzogene und religiös lebende Menschen bringen von sich aus dieses Thema kaum ein. Wenn sie nicht sterben, sondern *so* nicht mehr weiterleben wollten, war das Motiv der Suizidhandlung nicht Sterbewille, sondern Appell an die anderen. Insofern ist es verständlich, daß Schulderleben vordergründig kein Thema für sie ist. Es ist nicht Aufgabe des (der) SeelsorgerIn, Menschen Schuldgefühle zu machen. Aber vielleicht könnte ein Gespräch über die Auswirkung des Suizidversuchs auf den (die) PartnerIn bzw. das soziale Umfeld, dem der Appell gegolten hat, für die Verarbeitung der Krise und für die Zukunft wichtig sein. Denn in vielen Fällen wird der Appell vom Gegenüber nicht verstanden und so die mit dem Suizidversuch gewünschte Kommunikation erst recht erschwert.

Viele der alten Menschen, die einen Suizidversuch überleben, obwohl sie sterben wollten, zeigen selten Schuldgefühle wegen ihres Suizidversuchs. Selbst religiös gebundene Menschen sagen immer wieder, daß sie überzeugt sind, daß Gott sie in ihrer Einsamkeit und Verzweiflung versteht und barmherzig mit ihnen ist. Insofern ist es auch in der Seelsorge sehr schwierig, Verantwortung und mögliche Schuld anzusprechen und aufzuarbeiten. Wenn sich in Einzelfällen Menschen wegen ihres Suizidversuchs schuldig fühlen – oder Schuldgefühle Mitursache des Suizidversuchs waren –, ist es wichtig, daß der (die) SeelsorgerIn das Thema Schuld aufgreift, um mit ihnen daran zu arbeiten. Häufig leitet der (die) PatientIn das Gespräch damit ein, daß er (sie) sich selber anklagt, sich für seinen (ihren) Suizidversuch entschuldigt und beteuert, so etwas nie mehr tun zu wollen. Eine Verharmlosung von seiten des (der) SeelsorgerIn wäre für die Betroffenen lediglich eine kurzfristige Entlastung, jedoch keine tragfähige Hilfe auf Dauer. Nur wenn ihn (sie) der (die) SeelsorgerIn in seinem (ihrem) Schulderleben ernst nimmt, kann er (sie) Zugang zu ihm (ihr) finden und mit ihm (ihr) an seiner (ihrer) möglichen Schuld arbeiten. Deshalb empfiehlt sich als erster Schritt die Bestätigung, daß mit dem Suizidversuch etwas Belastendes geschehen ist. In einem zweiten Schritt kann mit ihm (ihr) daran gearbeitet werden, den Suizidversuch als zu seinem (ihrem) Leben gehörend zu akzeptieren; es ist wichtig, daß er (sie) dazu steht, damit er (sie) aus dem, was geschehen ist, für die Zukunft lernt.

Für religiös offene Menschen kann in diesem Prozeß befreiend erlebt werden, was Vergebung heißt: nicht Auslöschen der Vergangenheit oder Rückgängigmachenwollen des Geschehenen, sondern Angenommensein im Hier und Jetzt. Diese Erfahrung kann den, der sich schuldig weiß und fühlt, ermutigen, sich selbst mit seiner konkreten Lebensgeschichte und Schuld anzunehmen und so neue Möglichkeiten für die Zukunft eröffnen.

Eine Sonderstellung nehmen die Patienten ein, die unter starken Depressionen leiden. Bei dieser Gruppe spielen krankhafte Schuldgefühle eine große Rolle, die bekanntermaßen als Teilsymptom der erlebten Depression gelten. Meine Erfahrungen legen sogar den Verdacht nahe, daß eine Depression vorliegt, wenn ein (eine) SuizidpatientIn mich als Seelsorger als erstes um die Beichte bittet (vgl. zu diesem Themenkreis Hole 1977).

Ethische Beurteilung des Suizids

Die ethische Beurteilung hängt immer vom Menschenbild ab, das jemand vertritt. Wer den Menschen als absolut freies Wesen mit einer weltimmanent begründeten Autonomie versteht, wird leicht zu dem Schluß kommen, daß der Mensch über sein Leben absolut verfügen kann. Unter dieser Voraussetzung ist Suizid ethisch vertretbar, unter Umständen wird Suizid sogar als *die* freie Tat eines Menschen verstanden oder gar verherrlicht. Dabei scheint *ein* Moment besondere Beachtung zu verdienen: So lange eine Gesellschaft sich noch in einer Aufbauphase befindet, wird Suizid in der Regel als Flucht vor der gesellschaftlichen Verantwortung verstanden und abgelehnt, ja nicht selten mit Sanktionen belegt. Hat jedoch eine Gesellschaft ihre feste Struktur und Sicherheit gefunden, wird dem Einzelnen eher das Recht auf Suizid eingeräumt. Jedenfalls scheint diese Entwicklung in der Antike bei den Griechen und Römern feststellbar zu sein.

In der Bibel wird selten über Suizid berichtet. Wahrscheinlich kam er nicht oft vor. Das Glaubensverständnis des Alten und Neuen Testamentes geht zwar davon aus, daß Gott allein Herr über Leben und Tod ist. Der Tenor der biblischen Aussagen zum Verhältnis Gott und Mensch ist das Angebot zu einem erfüllten Leben: in Beziehungen untereinander, zur Kreatur und zu Gott. Vor diesem Hintergrund, daß Gott allein Herr über Leben und Tod ist und den Menschen ein Angebot zu einem erfüllten Leben macht, läßt sich eine Ablehnung des Suizids begründen, die jedoch in der konkreten Anwendung für den Einzelfall noch nach sittlichen Kriterien zu hinterfragen ist (vgl. Holderegger 1982, 1985, 1986).

Erwähnte Suizide im Alten Testament

Das Alte Testament berichtet insgesamt von 9 Suizidfällen ohne sittliche Bewertung (Richter 9,54; 16,30; 1 Sam. 31,4f; 2 Sam. 17,23; 1 Kön. 16,18; 1 Makk. 6,42 – 46; 2 Makk. 10,13; 14,37 – 46. In 1 Sam. 31,4f wird von zwei Suiziden berichtet).

Diese 9 erwähnten Suizide sind als politische Suizide zu verstehen, die als Folge von verlorenen Schlachten bzw. gescheiterter Politik erfolgt sind. Bei der Vielzahl der geführten Kriege in der Geschichte Israels ist die geringe Anzahl der erwähnten Suizide als Bilanz dahingehend zu interpretieren, daß der Suizid als Konfliktlösung oder gar Ritus nicht zur jüdischen Tradition gehörte, wie dies beispielsweise in anderen Kulturen der Fall war und ist.

Erwähnter Suizid im Neuen Testament

Im Neuen Testament wird nur ein einziger Suizid ausdrücklich erwähnt: der Suizid des Apostels Judas, nachdem er Jesus verraten hatte (Mat. 27, 3 – 5). Matthäus ist der einzige Evangelist, der den Suizid des Judas eigens erwähnt, während die übrigen Evangelisten zwar über den Verrat des Judas berichten, jedoch nichts über sein

Ende aussagen. Daß Matthäus seine Mitteilung über das Ende Judas typologisch (beispielhaft) und nicht historisch versteht, (vgl. dazu 2 Sam. 17,23), wird schon dadurch deutlich, daß Lukas in der Apostelgeschichte (1,18) Judas durch ein Gottesgericht — also auch typologisch — enden läßt (vgl. dazu Weisheit 4,19).

Das Drohwort Jesu über Judas: „Doch wehe dem Menschen, durch den der Menschensohn (Jesus) verraten wird, für ihn wäre es besser, wenn er nicht geboren wäre (z. B. Mk 14, 19—21) bezieht sich nicht auf das Schicksal des Judas als Selbstmörder im Jenseits. Damit wird lediglich die Verruchtheit des Verrates drastisch zum Ausdruck gebracht. Fälschlicherweise ist in der christlichen Tradition dieses Drohwort häufig als endgültiges Verdammungsurteil Jesu über Judas als Selbstmörder mißverstanden worden (weiterführende Literatur dazu: Jens 1978, Weimer 1982, Gollwitzer 1971).

Zum Thema Suizid ist eine andere, meist nicht beachtete Stelle im Neuen Testament von Bedeutung: die Versuchungsgeschichte Jesu nach Lukas (4, 1—13). Schon Augustinus (2.3) hat die Versuchung, sich von der Zinne des Tempels zu stürzen, die Lukas im Gegensatz zu Matthäus an letzte Stelle setzt — damit als größte Versuchung versteht — als Versuchung zum Suizid interpretiert, weil Jesus voraussehen konnte, daß er mit seiner Botschaft wenig Verständnis, weithin Ablehnung ernten und somit menschlich gesprochen scheitern wird. Solches Erleben kann zu starken Kränkungen, depressiven Verstimmungen und Verbitterung führen. Die Versuchung zum Suizid als vordergründige Lösung des Problems ist in dieser Situation naheliegend. Mit den übrigen Versuchungen hat Jesus auch der Versuchung zum Suizid widerstanden (vgl. dazu im Neuen Testament Hebräerbrief 4, 14—16; 5, 7—9; außerdem 3,4).

Altchristliche (patristische) Literatur

Aus der patristischen Literatur finden sich mehrere Autoren, die sich mit dem Suizidthema beschäftigt haben: z.B. Laktantius (4. Jh.), Ambrosius (4. Jh.), Augustinus (4./5. Jh.), (2). Anlaß war die Auseinandersetzung mit philosophischen Meinungen über die Erlaubtheit des Suizids der damaligen Zeit und wahrscheinlich auch mit Tendenzen im frühen Christentum, aus einer falsch verstandenen Hoffnung auf ein Leben nach dem Tod, das Martyrium zu suchen, um so der Welt und ihren Konflikten zu entfliehen. Alle altchristlichen Autoren vertreten die Auffassung, daß Suizid nicht erlaubt ist.

Das ganze Mittelalter hindurch bis zur Neuzeit hat sich an dieser Auffassung nichts verändert. Das Hauptargument für eine ethische Ablehnung des Suizids bestand vor allem darin, daß Gott allein Herr über Leben und Tod ist und es dem Menschen somit nicht zusteht, über Leben und Tod für sich persönlich zu entscheiden. Eine weiterführende Auseinandersetzung in der christlichen Ethik unter Berücksichtigung der Psychodynamik der Suizidhandlung beginnt erst in den letzten 5 Jahrzehnten. Als Beispiel seien genannt: Bonhoeffer (1966), der in seiner Ethik schreibt: „Der Selbstmord ist der Versuch des Menschen, einem menschlich sinnlos gewordenen Leben einen letzten menschlichen Sinn zu verleihen". Weil aber das natürliche Leben sein Recht nicht in sich, sondern in Gott hat, ist für Bonhoeffer an der Verwerflichkeit des Selbstmordes als „Sünde des Unglaubens" festzuhalten (zit. nach Langendörfer, R. 1982). Karl Barth (1969) nimmt in seiner „kirchlichen Dogmatik" im wesentlichen die Argumentation von Bonhoeffer auf und verzichtet auf eine legalistische Ächtung des Suizid, in dem er festhält: 'Dem Angefochtenen kann nur helfen, diese Botschaft zu hören: Du darfst leben'. Grund der Anfechtung ist, daß ein Mensch diese Botschaft nicht mehr hören kann. Barth sieht die suizidale Dynamik also in dem gesetzlichen Weg des 'Du mußt leben' mit seinem verzweifelten Lebenwollen, der schließlich auch die Freiheit in sich birgt, im Suizid einen vermeintlichen Ausweg aus der Anfechtung zu finden" (zit. nach Langendörfer, R. 1982).

Als Außenseiter innerhalb der christlichen Ethik vertritt der Holländer Kuitert (1986) die Auffassung, daß in Einzelfällen es sogar ethisch vertretbar sei, nicht nur zu akzeptieren und damit zuzulassen, daß jemand sich suizidieren will, sondern ihn dann auch beim Suizid zu begleiten. Als Voraussetzung verlangt er allerdings, vorher genau zu überprüfen, inwieweit jemand nach reiflicher Überlegung zu einem klaren Entschluß gekommen ist, sein Leben zu beenden oder ob der Wunsch nach Suizid aus einer vorübergehenden Verzweiflung entstanden ist. In letzterem Falle müßte man auch nach Kuitert alles tun, um einen Suizid zu verhindern.

Von den katholischen Moraltheologen der Gegenwart ist u. a. besonders Holderegger (1982, 1985, 1986) zu nennen, der in mehreren Veröffentlichungen die ethische Frage hinsichtlich der Selbstverfügbarkeit des Menschen über sein Leben behandelt. Er sieht den Suizid als ethisch bedingt erlaubt, wenn das Motiv „Selbstopfer" (verantwortlicher Einsatz des Lebens für ein höher erachtetes Gut, z. B. Schutz und Erhaltung des Lebens anderer, Rettung fundamentaler Werte der Gemeinschaft) oder „Ausdruckshandlung" (Darstellung einer persönlichen Überzeugung wie z. B. im Martyrium oder Protest gegen vermeintliches oder tatsächliches Unrecht wie z. B. bei einer Selbstverbrennung) ist. In diesen Fällen kann Suizid ethisch zu verantworten sein, wenn der „Lebensverzicht und der daraus resultierende Handlungserfolg" in einem angemessenen Verhältnis zueinander stehen. Allerdings nur unter der Voraussetzung, daß das Ziel des Lebenseinsatzes das erstrebte Gut ist, um dessentwillen der Verlust des eigenen Lebens in Kauf genommen wird, aber nicht angestrebt war. Diese Auffassung teilen u. a. auch Häring, B., Böckle, F., Eid, V., Schüller, B.. Das Kriterium für die Erlaubtheit des Suizids ergibt sich hier also aus dem Prinzip der Güterabwägung.

Das eigentliche Problem bei der ethischen Fragestellung sieht Holderegger beim Suizid infolge einer „Mangelsituation". Damit ist gemeint, daß der betroffene Mensch von so viel Leid geplagt ist, daß er es nicht mehr ertragen und keinen Sinn in seinem Leben mehr sehen kann. Der Hinweis, daß Gott dem Menschen treu bleibt und ihn in keiner Not verläßt, ist theologisch zwar stimmig. Ebenso die theoretische Schlußfolgerung, daß somit Suizid infolge einer „Mangelsituation" ethisch grundsätzlich nicht vertretbar sein kann. In der Praxis jedoch wird mancher Betroffene von der Nähe und Hilfe Gottes kaum etwas persönlich erfahren. Deshalb sollte seine Entscheidung respektiert werden und die Umwelt sich eines Urteils über einen Suizidenten enthalten.

Zusammenfassung

Ausgehend von den Möglichkeiten und Grenzen der Hilfe für alte Menschen, die nach einem Suizidversuch in der Klinik behandelt werden, erörtert Reiner in seinem Beitrag konkrete seelsorgerliche Möglichkeiten der Hilfe. Der Autor geht dabei auf das seelsorgerliche Gespräch und die Frage ein, welche Bedeutung für den (die) PatienIn Religion und Glauben haben. Der Autor diskutiert die Sinnfrage im Sinne eines Appells nach Zuwendung ebenso wie den Zusammenhang von Suizidhandlung und Schulderleben. Nachfolgend stellt er die ethische Bedeutung des Suizid dar, schildert die erwähnten Suizide im Alten und Neuen Testament und die Behandlung des Suizid in der altchristlichen (patristischen) Literatur.

Schlüsselwörter

Seelsorge; Ethik; Sinnfragen

Religious and ethical aspects related to the elderly predisposed to suicide

Summary

Proceeding from the possibilities and limitations for aid to the elderly under clinical treatment after a suicide attempt, the author discusses concrete possibilities of religious welfare. The relevance of religion and a belief in God for the patient is discussed, as well as questions of self-worth, attention-getting behaviors, and guilt feelings. The author describes the ethical relevance of suicide, suicide portrayals in the Old and New Testament, and the treatment of suicide in the ancient Christian literature.

Keywords

Religiousness; ethics; questions about the "sense"

Literatur

1. Barth K (1969) Kirchliche Dogmatik III. 4. TVZ, Zürich
2. Bibliothek der Kirchenväter. Köselsche Buchhandlung, Kempten München
   2.1 Augustinus(1911) Bd I, S 51 f, 54 – 68
   2.2 Augustinus(1916) Bd III, S 209 – 211
   2.3 Augustinus(1913) Bd V, S 344 f
   2.4 Augustinus(1917) Bd X, S 106 f, 233 – 236
   2.5 Ambrosius (1917) Bd III, S 383
   2.6 Laktantius (1919), S 170
3. Biser E (1973) Der Helfer. Kösel, München, S 59 – 64
4. Biser E (1981) Dasein auf Abruf. Patmos, Düsseldorf, S 82
5. Bonhoeffer D (1966) Ethik. Chr. Kaiser, München
6. Gollwitzer H (1971) Krummes Holz – aufrechter Gang. Zur Frage nach dem Sinn des Lebens. Chr. Kaiser, München
7. Holderegger A (1982) Die Verantwortung vor dem eigenen Leben: Das Problem des Suizides. In: (Hrsg.) Handbuch der christlichen Ethik. Herder, Freiburg, Basel, Wien, Gütersloher Verlagshaus Gerd Mohn, Bd III, S 256 – 279
8. Holderegger A (1985) Ein Recht auf den freigewählten Tod? Theologische Überlegungen. Concilium 21: H 3, S 223 – 229
9. Holderegger A (1986) Ethische Probleme des Suizids. In: Haesler W, Schuh J (Hrsg.) Der Selbstmord – le suicide. Rüegger, CH-Grüsch, S 125 – 140
10. Hole G (1977) Der Glaube der Depressiven. Ferdinand Enke, Stuttgart
11. Jens W (1978) Der Fall Judas. Kreuz Verlag, Stuttgart, Berlin

12. Kuitert H (1986) Das falsche Urteil über den Suizid. Gibt es eine Pflicht zu leben? Kreuz Verlag, Stuttgart
13. Langendörfer R (1982) Lebensüberdruß. In: Schober Th, Seibert H (Hrsg.) Prägung und Deutung der kirchlichen Diakonie. Bearbeitet von Grubel H: Handbuch für Zeugnis und Dienst der Kirche. Bd VI, Verlagswerk der Diakonie, Stuttgart
14. Reiner A, Kulessa Ch (1981) Ich sehe keinen Ausweg mehr. Grünewald, Chr. Kaiser, Mainz, München
15. Weimer M (1982) Seelsorgerliche Probleme im Dialog zwischen Suizidenten und Theologen. In: Reimer C Suizid – Ergebnisse und Therapie. Springer, Berlin, Heidelberg, New York

Anschrift des Verfassers: Dr. A. Reiner, Institut für Klinische Seelsorgeausbildung, Gaisbergstraße 58, 6900 Heidelberg

Besonderheiten der Selbstmordtendenz im Alter

E. Ringel

Institut für Medizinische Psychologie der Universität Wien

Bei der Betrachtung unseres Themas möchte ich mich an das von mir beschriebene präsuizidale Syndrom halten, also jene seelische Befindlichkeit, die man im allgemeinen vor einem Selbstmord feststellen kann, ein Syndrom, das uns die Chance gibt, den selbstmordgefährdeten Menschen zu entdecken, bestimmte therapeutische Strategien anzuwenden und das uns auch befähigt, zu verstehen, worauf es bei einer frühen Erziehung ankommt, um die Entstehung eines präsuizidalen Syndroms später im Leben zu verhindern.

Ich beginne mit dem ersten Baustein, das ist die sogenannte Einengung, und sie hat mehrere Gesichter. Die erste Einengung, die wir beim selbstmordgefährdeten Alten sowie bei jedem anderen Selbstmordgefährdeten finden, ist die situative Einengung. Man kann im großen und ganzen sagen, daß sich niemand umbringt, der nicht das Gefühl hat, in einer aussichtslosen Situation zu stehen. Das ist die situative Einengung. Diese präsuizidale situative Einengung entsteht aus einem Vorbegriff, aus situativer Not, und ich glaube nun, daß wir ganz allgemein sagen dürfen, und das sollten wir nie vergessen, daß Altern oder Alter und situative Not in gewissem Sinne gleichbedeutend sind. Das Alter, das wir alle erstreben, weil wir vorläufig keine andere Methode kennen, um länger leben zu dürfen, dieses Alter stellt uns vor eine Fülle schwerwiegender Probleme, die von uns das verlangen, was man als Altersadaptation bezeichnet und wenn die Altersadaptation gelingt, dann können wir mit den verschiedensten Notzuständen, die das Alter mit sich bringt, fertig werden. Wenn uns aber die Altersadaptation mißlingt, dann wird aus der situativen Not die situative Einengung präsuizidalis. Wenn ich nun kurz erklären darf, worin der Unterschied zwischen situativer Not und situativer Einengung besteht, möchte ich dies so formulieren: im Rahmen der situativen Not ist die Not und die Person etwa auf der gleichen Höhe, also in einer Balance, und somit fühlt sich der Betreffende fähig, die Notsituation zu meistern. Wenn sich aber diese Balance verschiebt, in dem Sinne, daß die Notsituation ins Gigantische wächst und umgekehrt der von der Notsituation betroffene Mensch immer kleiner wird, also eine krasse Diskrepanz entsteht, so daß dieser kleine Mensch nicht ein und aus weiß – ein sehr wichtiger Satz – und keinen Ausweg sieht, dann ist die Gefahr da, daß er glaubt, nur einen Ausweg zu sehen, nämlich den in den eigenen Tod, in das sich selbst töten. Diese situative Einengung ist es also, die zur Katastrophe führt, und natürlich muß unser ganzes Bestreben sich auf den Punkt konzentrieren, die Verwandlung der situativen Not in die situative Einengung zu verhindern, oder wenn sie schon entstanden ist, sie möglichst rasch zu beseitigen.

Ich möchte nun ein paar Punkte sagen zu dieser situativen Not des alten Menschen und natürlich dann auch zur situativen Einengung. Ich glaube, daß im Mittelpunkt dieser situativen Not des alten Menschen zuerst sein Körper steht. Buytendijk, einer der größten holländischen Philosophen, der in diesem Jahrhundert gelebt hat, hat darauf aufmerksam gemacht, daß der Mensch Körper ist und Körper hat. Also damit ist schon ausgedrückt, wenn er Körper ist, so merkt er seinen Körper nicht, aber wenn er Körper hat, dann merkt er das, was im Körper vorgeht. Als junger Mensch merkt man den Körper kaum. Je älter man wird, desto mehr wird einem seine Existenz schmerzhaft bewußt. Denn der Körper macht nicht mehr so mit, wie man möchte, der Rückenwind bleibt vielfach aus und man fühlt sich ihm daher ausgeliefert, oft genug auch ohnmächtig ausgeliefert.

Krankheit gewinnt im Alter eine völlig andere Bedeutung als für den jungen Menschen. Krankheit droht dann chronisch zu werden, sie verwandelt sich in ein anhaltendes Leiden, oft ist es auch so, wie Shakespeare gesagt hat: „Wenn die Leiden kommen, kommen sie nicht einzeln sondern in Geschwadern." Es ist also oft so, daß der alte Mensch sich in seinem Körper an allen Ecken und Enden beeinträchtigt und behindert fühlt. Die Erkrankungen des alten Menschen verlaufen oft sehr schmerzhaft und qualvoll und chronisch. Man muß gleichsam dankbar sein, als erwachender alter Mensch, wenn diese und jene Funktion noch wohlbehalten vorhanden ist. Ich habe mir vorgenommen, für jeden Punkt, den ich hier vortrage, weil ich mich zu dieser kreativen und nicht bloß deskriptiven, statistischen Psychologie bekenne, eine Brücke zur Kunst zu schlagen. Denn wenn ein Psychiater im besten Sinne des Wortes Arzt ist, dann liebt er die Künstler und ist vielleicht auch selbst einer. In diesem Sinne zitiere ich Friedrich Hebbel: „Was hat mir der Tag gebracht, spricht der Jüngling. Was hat mir der Tag geraubt, spricht der Mann und der Greis." Besser kann man dieses „Rückzugsgefecht", dieses Ausgeliefertsein, diese Gefahren nicht beschreiben. Ich möchte nun bei dieser Gelegenheit hier gleich etwas hinzufügen, was wir ja niemals in unseren Erwägungen vergessen dürfen, das ist nämlich die soziale Situation eines Menschen. Ich meine, daß wenn einer chronisch krank ist und gleichzeitig sich finanziell in sehr schlechten Umständen befindet, er es unglaublich schwer hat, mit dieser Situation zurechtzukommen. Es ist verständlich, daß Schmerz und Chronizität und das Gefühl, daß es nicht mehr besser werden wird, Tür und Tor öffnen für zwei schlimme Dinge: erstens für hypochondrische Gedanken und zweitens für den Pessimismus. Und wenn man hypochondrische Gedanken und Pessimismus hört, so wird man sich sicher gemahnt fühlen an einen Begriff, auf den ich noch intensiver eingehen werde, nämlich an die Depression. Also das ist einmal der erste Punkt, wo der Körper eine große Rolle spielt für die entstehende situative Einengung.

Der zweite Punkt ist: – und den möchte ich hier nicht verschweigen – unter diesen Fähigkeiten, die der alternde und alte Mensch zu verlieren droht, ist auch die Sexualität, und weit entfernt davon, nun zu glauben, daß die Sexualität das Wichtigste im menschlichen Leben ist, so dürfen wir doch auf der anderen Seite nicht vergessen, daß sie eine wesentliche Funktion in der Kommunikation, in der menschlichen Kommunikation und natürlich auch im Lustgewinn, im Genuß und im Selbstwertgefühl beinhaltet. Und es ist nun eben leider so, daß diese Funktion oft im Alter bedroht ist und daß das Abschiednehmen von ihr ein sehr schwieriges Problem beinhaltet.

Ich berichte jetzt über Österreich. In Österreich kümmern sich die meisten Ärzte um die Sexualität alter Menschen nicht. Ich will aus meiner persönlichen diesbezüglichen Erfahrung eine kleine Geschichte erzählen: „Ich hatte einen sehr lieben väterlichen Freund, den ich als Onkel bezeichnete. Er war 85 Jahre alt, als er an einem Prostata-Karzinom erkrankte. Die Ärzte haben erstens ihm mit keinem Wort gesagt, daß er Krebs hat, keine Silbe, wozu denn, das ist ja gar nicht notwendig, und zweitens haben sie ihn, wie es damals üblich war, mit hohen Dosen weiblichen Hormons behandelt. Daß der Mann noch voll sexuell funktionsfähig sein könnte, wäre ihnen wahrscheinlich nicht im Schlafe eingefallen. Es war aber so, und dieser Mann kam nun ganz entsetzt zu mir und sagte: „Erwin, ich bin verzweifelt, ich kann nicht mehr." Ich war über seine Erkrankung informiert, und sagte daher zu ihm: „Lieber Onkel, höre, du hast einen Prostatakrebs und wenn der weiter wuchert, so bist du vom Tode bedroht. Die einzige Behandlung, die wir heute kennen, ist die Verabreichung von hohen Dosen weiblichen Hormons, die bekommst du jetzt und das nimmt dir natürlich die Potenz. Du hast also jetzt die Wahl, willst du leben mit den weiblichen Hormonen oder willst du ohne die weiblichen Hormone sterben." Der Mann war also 85 Jahre alt, und wenn sie nun glauben, daß er antwortete: „Da wähle ich selbstverständlich das Leben.", so irren Sie sich. Er hat gesagt: „Ich erbitte mir 14 Tage Bedenkzeit." Dann ist er zu mir gekommen und hat sich zu der Entscheidung durchgerungen: „Schweren Herzens stimme ich der Fortsetzung der Behandlung zu." Was hier verbrochen wurde, brauche ich Ihnen gar nicht zu erklären, daß nämlich ein Mensch die Diagnose nicht wußte, aber auch nicht wußte, womit er behandelt wird. Ich meine, daß das Dinge sind, die einen schamrot machen müßten, die aber ununterbrochen noch immer vorkommen. Er lebte noch drei Jahre mit einer guten Lebensqualität. Ich erzähle diese Geschichte, damit deutlich wird, daß die Sexualität und alles was damit zusammenhängt einen solchen Stellenwert für einen Menschen haben kann, daß er nicht sofort sagte, natürlich wähle ich das Leben. Dann wird sicherlich auch deutlich, wie eine sexuelle Problematik und das Nachlassen der Sexualität sehr leicht zu einer situativen Einengung führen kann. Hier möchte ich wiederum einen Dichter zu Wort kommen lassen und diesmal keinen Geringeren als den Dichterfürsten. Goethe hat am Ende seines Lebens, ich glaube, es war zwei Jahre vor seinem Tod, gereimt: „Wie bist du so ausgeartet, sonst warst du am Abend so herrlich und hehr? Wenn man kein Liebchen erwartet, gibt's auch keine Nacht mehr."

Der dritte Punkt bezüglich des Körpers – natürlich kann ich jetzt nicht alle Leiden aufzählen –, der mir besonders wichtig erscheint, ist das nachlassende Gedächtnis, was ja – wie bekannt ist – im Alter keineswegs bedeuten muß, daß eine Demenz beginnt oder vorliegt. Demenz bedeutet allgemeinen Abbau der zerebralen Leistungen, und nicht die Tatsache, daß einem z. B. bestimmte Namen nicht einfallen. Aber jeder, dessen Gedächtnis nachläßt, kommt in eine große Sorgensituation. „Wie geht es weiter? Wie wird sich das mit mir gestalten?" Und es versteht sich von selbst, daß das eine besonders seelische Belastung darstellt. Und wenn wir schon bei der Demenz sind, so gibt es also die senile Demenz (Zugrundegehen der Ganglienzellen), und es gibt die arteriosklerotische Demenz (zerebrale Durchblutungsstörung). Bei der arteriosklerotischen Demenz bleibt die Krankheitseinsicht (meine Leistungen lassen nach) lange erhalten. Und gerade diese Krankheitseinsicht und dieses Krankheitsbewußtsein führt oft bei der arteriosklerotischen Demenz zu einem intensiven Wunsch, diesen Prozeß nicht bis zum Ende miterleben zu müssen und ihm vorzeitig und oft auch durch eigene Hand ein Ende zu setzen. Der österreichische Dichter Franz Grillparzer hat einen solchen Prozeß im Alter erlebt, und er hat über diesen Prozeß die folgenden Verse gefunden, die ich als Autograph besitze, und die mich immer wieder von neuem erschüttern: „Ich war ein Dichter, nun bin ich keiner, der Kopf auf meinen Schultern ist nicht mehr meiner." Hier, glaube ich, braucht man nicht viel über das präsuizidale Syndrom zu reden. Aus einem Gefühl der Beunruhigung wächst die große Verunsicherung, die schließlich zum Gefühl der Persönlichkeitsvernichtung wird. So wie es Menschen gibt, die sich auf dem Höhepunkt ihres Glückes umbringen, ohne Depression, nur weil sie die Minimierung, die Reduktion ihres seelischen Glücks in der Liebe befürchten, so gibt es natürlich auch Menschen, die die weitere geistige Reduktion im Alter nicht mehr zu ertragen glauben, und die dann die entsprechenden schrecklichen Handlungen setzen. Oft geschieht dies in einer enormen Überbewertung dessen, was ihnen droht.

Es gibt aber noch einen Punkt, der in der situativen Einengung des alten Menschen im Zusamenhang mit seinem Körper ein Baustein wird. Das ist nämlich die Tatsache, daß am Ende unseres Lebens der Tod steht, und vor dem Tod das Sterben. Es gibt sehr viele Menschen, die sagen, ich fürchte den Tod nicht, aber ich fürchte das Sterben. Ich fürchte, schrecklich zugrundegehen zu müssen, lange zu leiden, Schmerzen zu haben und in eine unerträgliche Verfassung zu kommen. Es ist bekannt, daß es jetzt eine Bewegung gibt, die sich EXIT nennt und die einem Menschen sagt: „Ich kann dir ein qualvolles Sterben ersparen, in dem ich dir die Möglichkeit gebe, es durch Selbstmord zu beenden." Es gibt sehr viele Selbstmordverhüter, die sich leidenschaftlich gegen diese Exit-Bewegung wenden, von der ich selbst glaube, daß sie nicht immer nach moralischen Gesichtspunkten handelt. Ich wäre freilich der letzte, der bereit wäre, einem Menschen etwas zu geben, wodurch er sich umbringen kann. Aber, umgekehrt, muß ich zur Entschuldigung der Exitbewegung folgendes bekennen: daß sie groß werden konnte, ist größtenteils uns Ärzten zuzuschreiben. Daher sollte man den Gegner nicht in der Exit-Bewegung suchen, sondern man sollte ihn in uns selber sehen, denn wir Ärzte haben bis zum heutigen Tag nicht genügend für ein menschenwürdiges Sterben gesorgt. Ich habe einmal bei der Van-Swieten-Tagung in Wien – das ist unsere größte ärztliche Tagung – sehr zum Ärgernis aller meiner Kollegen gesagt: „Ich möchte nicht so sterben, wie ich sehe, daß wir alle Menschen sterben lassen." Wie lassen wir sie denn sterben? Erstens einmal in der Einsamkeit, allein, verlassen, im Spital, fern von den Angehörigen, wo heute 80 % der Menschen sterben – und wir lassen sie auch vielfach in ihren Schmerzen sterben. Wir kümmern uns nicht um die wichtigste Aufgabe der Tröstung des Sterbenden durch Anwesenheit, durch Gespräch, durch Handhalten, durch Schmerzlinderung. Wir könnten also auf diesem Gebiete sicherlich sehr viel tun. Aber wir tun es nicht, daher haben die Menschen Angst vor dem Sterben und sie werden zu Anhängern der Exitbewegung. Ich möchte daran erinnern, daß Jean Amery in seinem Buch „Hand an sich legen" als stärkstes Argument für einen Selbstmord angeführt hat: Da kann ich die Art, wie ich sterbe, selber bestimmen. Was Jean Amery betrifft, gibt es überhaupt keinen Zweifel, daß all sein Denken, obwohl er das Konzentrationslager und die Folterung überlebt hat, von der Erinnerung an diese schrecklichen Erlebnisse geprägt war. Im Konzentrationslager gab es noch eine Möglichkeit zu entscheiden, wie man selbst sterben will, nämlich in den elektrischen Draht zu laufen. Diese Form war zwar auch ein Weg in den Tod, aber es war eine selbstgewählte Form, somit eine letzte Freiheit, mit der man sozusagen den Folterungen der Folterknechte entgehen konnte. Wir sollten einen solchen Vergleich nicht abweisen, sondern sollten uns sehr überlegen, wie weit also dieses Problem des

Nichtwissens, wie man stirbt, und die Angst vor dem Sterben einen ganz wesentlichen Einfluß auf unsere mögliche präsuizidale situative Einengung ausübt. Es gibt sehr viele Menschen, die sich mit ihrem Sterben beschäftigen und die sich dann ganz besonders düsteren Vorstellungen hingeben, und so kann das eintreten, was Wissenschaftler seit langem als Paradoxon bezeichnet haben, daß man nämlich aus Angst vor dem Tod sich selber den Tod gibt. Nämlich aus Angst vor einem schrecklichen Tode.

Ich darf in diesem Zusammenhang noch eine Beziehung aufzeigen zwischen der Todesahnung des alten Menschen und der präsuizidalen situativen Einengung. Wir sehen bei sehr vielen alten Menschen folgendes Symptom: Weil sie wissen, daß am Ende des Weges Sterben und Tod stehen, hören sie auf in die Zukunft zu blicken, sondern machen eine Kehrtwendung und leben nun mehr in der Vergangenheit. Sie glorifizieren dabei die Vergangenheit, können sich nur an angenehme Dinge erinnern. So entsteht in jeder Generation das Märchen von der „guten, alten Zeit", und wer nun statt in die Zukunft zu blicken, in die Vergangenheit schaut, der verliert auch logischerweise die Beziehung zur Gegenwart. Und wenn wir die Beziehung zur Gegenwart verlieren, so ist das eigentlich schon eine Vorstufe des Todes. Ein Mensch, der nicht mehr an die Zukunft denkt, der kein Ziel mehr vor sich sieht, der ist eigentlich das, was Leo Tolstoi als einen „lebendigen Leichnam" bezeichnet. Ich möchte in diesem Zusammenhang wiederum ein Gedicht zitieren. Es ist von einem Dichter, den ich sehr verehre, auf den ich eigentlich erst durch meinen Lehrer Hans Hoff, auf den ich noch einmal heute zurückkommen werde, aufmerksam gemacht wurde. Hoff sagte eines Tages: „Ringel, wir schreiben gemeinsam eine Arbeit über die schönen Seiten des Alterns." Und dann fügte er hinzu: „Da schauen Sie sich einmal den Theodor Fontane an, der eigentlich erst mit 60 Jahren zu leben begonnen hat, denn mit 60 hat er den Stechlin geschrieben und war mit einem Moment ein weltberühmter Mann und sein ganzes grandioses Werk hat sich eigentlich zwischen 60 und 69 ereignet. Von ihm stammt das folgende Gedicht:

„Eigentlich ist mir alles gleich
der eine wird arm, der andere reich.
Aber mit Bismarck, was wird das noch geben?
Das mit Bismarck, das möcht ich noch erleben.
Eigentlich ist alles soso,
heute traurig, morgen froh.
Frühling, Sommer, Herbst und Winter
ach, es ist nicht viel dahinter.
Aber mein Enkel – so viel ist richtig –
wird mit nächstem vorschulpflichtig.
Und in etwa vierzehn Tagen
wird er eine Mappe tragen.
Löschblätter will ich selbst ihm kleben,
ja das will ich noch erleben.
Eigentlich ist alles nichts,
heute hält's und morgen bricht's.
Hinstirbt alles, ganz geringe
wird der Wert der ird'schen Dinge.
Doch wie tief herabgestiegen,
auch das Wünschen Abschied nimmt.

Immer klingt es noch daneben,
ja, das möcht ich noch erleben."

Es ist in diesem Zusammenhang, prophylaktisch gesehen, außer Zweifel richtig und sehr wichtig für den alten Menschen, die Beziehung zu jüngeren Menschen, Kindern, Enkeln usw. zu pflegen: Das kann ein gutes Mittel zur Verankerung in Gegenwart und Zukunft sein. Freilich nur dann, wenn diese Beziehung keine Einbahn ist, sondern eine Wechselbeziehung, so daß man sich also nicht nur um die anderen kümmert, sondern auch die anderen sich um einen kümmern. Das ist ein Problem, das heute leider Gottes in unserer Gesellschaft von den Jüngeren oft sehr sträflich vernachlässigt wird.

Die eben besprochene Thematik leitet mich wie von selbst zur zweiten Einengung im Rahmen der präsuizidalen Einengung, nämlich zur Einengung der zwischenmenschlichen Beziehungen. Wir alle wissen, daß es je älter wir werden, desto lichter um uns wird, daß wir immer weniger Menschen kennen, die wir als Angehörige, als Freunde bezeichnen können, Menschen, mit denen wir eine innere, intensive Verbindung haben. Ich erinnere mich in Liebe an meine Mutter, die im Jahre 1984 mit 87 Jahren gestorben ist, und die mir von Jahr zu Jahr mehr geklagt hat: „Erwin, es sind schon fast alle tot, meine ganzen Freundinnen, Bekannten sind nicht mehr. Ich habe jetzt fast keinen Menschen, mit dem ich mich treffen kann, mit dem ich sprechen kann, mit dem ich noch Gedanken austauschen kann. Es wird immer lichter um mich." Lichter natürlich jetzt in dem Sinne, daß das eigentlich eine Verdunkelung darstellt. Die Vereinsamung des alten Menschen ist ein enormes Problem. Und die Vereinsamung ist ja auch etwas, was uns keine Chance mehr zum Gespräch, keine Chance mehr, Gefühle auszutauschen, sein Herz auszuschütten, wie die deutsche Redewendung so schön sagt, gibt und immer mehr hineintreibt in das Gefängnis unserer unausgesprochenen Gefühle, an denen wir oft gleichsam ersticken. Ich möchte jetzt ein Gedicht von Anton Wildgans vorstellen, dem großen österreichischen Dichter, der zwischen 1918 und 1938, als keiner oder fast niemand von den Österreichern diesen Staat wirklich wollte, sich zum „österreichischen Menschen" bekannt hat, (wie etwa auch Hugo von Hofmansthal) und der daher als ein Vorkämpfer des heutigen Österreichs bezeichnet werden kann. Das Gedicht heißt „Freunde".

„Wir waren viele, da wir gingen
und ich voran, sah mich nicht um.
Ich hörte doch so nahe klingen,
der Stimmen freundliches Gesumm.
Trat mancher auch vom Weg zur Seite,
verhallend meinem Lauscherohr,
war immer noch ein reich Geleite,
und guter Herzen voller Chor.
Allmählich aber ward es leiser,
da wir durchmaßen Jahr für Jahr,
und an des ersten Kreuzwegs Weiser
hielt unser eine kleine Schar.
Von fern die einen und die anderen
gesellten sich zu unserem Zug.
War immer noch ein reiches Wandern
und treuen Einklang Muts genug.

Nur, daß ich sie jetzt öfter zählte,
die teuren Stimmen ringsumher.
Ob keine, die mir lieb war, fehlte
denn manche, schien es, klang nicht mehr.
Auch dieses liegt schon längst in Weiten,
und stiller wird's tagaus, tagein.
Ist immer noch reiches Schreiten,
doch wer am Ende meiner Zeiten,
wer wird bei mir der Letzte sein?"

Ich möchte da etwas Prinzipielles sagen über die menschlichen emotionalen Beziehungen. Der junge Mensch knüpft ungezählte zarte oder weniger zarte Bande, er ist nicht verlegen, wenn er eine Beziehung verliert, sie in kürzester Zeit durch eine andere zu ersetzen. Je älter wir werden, desto kostbarer wird ein Mensch. Und die Franzosen sagen zu Recht: „Lieben heißt, miteinander alt werden können." Und dieses sich immer mehr Verinnerlichen, dieses im andern die einzig mögliche und entscheidende Ergänzung der eigenen Existenz zu sehen, das ist eine großartige Sache und ist vielleicht der Höhepunkt menschlicher Liebe. Und denken wir nur an das alte Paar in der griechischen Sage Philemon und Baucis, die vor den Göttern, als sie sie, ahnungslos, um wen es sich handelte, köstlich bewirtet hatten, nur die eine Bitte auszusprechen wagten, daß sie nämlich gemeinsam sterben möchten. Dieses gemeinsam zu sterben wünschen ist oft der Gedanke, den solche Paare, je länger sie miteinander leben, haben. Und es ist dann oft so, daß der durch den Tod des anderen zurückgelassene im Grunde keinen anderen Wunsch hat, als möglichst rasch dem anderen zu folgen. Wie sie das machen, da stehen ihnen eine Menge von Wegen offen. Sie können zum Beispiel in ein Altersheim gehen, wo sie sich so sehr von jeder Hoffnung verlassen fühlen, daß sie bereits im Verlauf der ersten vier Wochen, und das ist leider bei uns in Österreich statistisch als überraschend häufiges Geschehen nachgewiesen, sterben. Sie können ihr Immunsystem aus Trauer und Verzweiflung über den Verlust, aus Unfähigkeit sich der gegebenen Situation anzupassen, auf so niedriges Niveau stellen, daß sie lächerliche kleine Erkrankungen schon hinwegraffen, was ich zusammen mit Hoff als eine „psychosomatische Dekompensation" bezeichnet habe. Diese Menschen treten dann in die Nachfolge ihres teuren Verstorbenen, und man weiß eigentlich gar nicht richtig, woran sie gestorben sind. Es besteht aber selbstverständlich auch die Möglichkeit, und das kommt relativ häufig vor, daß der Zurückgelassene alte Mensch nun die Initiative selbst ergreift und alles dazu tut, daß er durch Selbstmord möglichst rasch dem Angehörigen nachfolgt.

Wenn nun hier ein Psychotherapeut kommen und versuchen wollte, so zu handeln, wie man das oft mit jungen Menschen tut, wenn ein junger Mensch zum Beispiel sich in eine verliebt hat und diese nicht bekommt, dann sagt man ihm therapeutisch, aber schaun's da gibt's doch hundert andere. (Also, ich kann es zur, wie soll ich sagen, zur Rettung eines Menschen noch halbwegs ertragen, aber sonst halt ich eine solche „Methode" eigentlich für eine – ja also für eine Bagatellisierung einer Situation. Und wir sollten Situationen nicht bagatellisieren.) Also ich überlasse Ihnen die Entscheidung, ob eine solche Krisenintervention beim jungen Menschen zulässig ist, aber eins weiß ich ganz sicher: bei einem alten Menschen ist ein solches Vorgehen sinnlos, weil erfolglos: denn der andere ist immer für ihn im Wortsinn unersetzlich. Und das macht eben dann den Ernst dieser Situation aus. Die Durchbrechung der Einsamkeit im Alter ist unendlich schwierig. Als ich im Jahre 48 mich in Wien mit Selbstmordverhütung zu beschäftigen begonnen habe, erkannten wir bald, daß es gilt, diese Einengung der zwischenmenschlichen Beziehungen zu beseitigen. Und ein Gedanke, dies zu erreichen, war natürlich die Gruppentherapie. — So haben wir also versucht, von allen Möglichen, bei denen wir gesehen haben, daß ein ähnliches Problem vorliegt, Alkoholiker, Süchtige, junge Menschen, Menschen im Klimakterium usw. Guppen zu bilden. Und ich kann sagen, diese Gruppentherapie hat eigentlich im allgemeinen immer in unserem Sinn funktioniert. Nur auf einem Gebiet versagte diese Methode, Versuche, Gruppen von alten Menschen zu bilden, sind fehlgeschlagen. Die alten Menschen haben nämlich gesagt, „alt san ma selber und daher brauch ma nicht wieder Alte haben". Ja, das war eigentlich im Grunde das, was sie gesagt haben. Und da blieben sie dann lieber in dieser Einsamkeit als mit Ihresgleichen Gruppen zu bilden. Gerade in unserer heutigen Zeit gibt es sehr viele Formen von Einsamkeit. Vor allem gibt es eine Einsamkeit inmitten von vielen Leuten! Man hat dann zwar alle möglichen Menschen, aber man fühlt sich dennoch vollkommen allein, weil man von denen nicht verstanden wird, weil man dieses Nichtverstehen als Entfremdung erlebt. Und somit erlebt, daß die anderen alle abwesend sind, auch wenn sie vorhanden und da sind. Das ist übrigens genau genommen, ein ganz wichtiges Problem jeder Selbstmordverhütung. Paul Valery, der große französische Philosoph hat gesagt: Für den Selbstmörder bedeutet jeder andere Abwesenheit. Das heißt, auch wenn er da ist, ist er für ihn abwesend. Und unsere Kunst müßte es sein, dieses Abwesenheitsgefühl durch unseren Einsatz so zu durchbrechen, daß das Gefühl entsteht für den anderen, ja der ist wirklich da. Also durch diesen Wall, möchte man sagen, der Vereinsamung und der erlebten Abwesenheit so durchzudringen, daß ein Anwesenheitsgefühl entsteht. Ich bringe jetzt in diesem Zusammenhang ein Gedicht von Hermann Hesse:

Seltsam im Nebel zu wandern,
Leben heißt einsam sein,
Kein Mensch kennt den andern,
Jeder ist allein.
Voll von Freunden war die Welt
als mein Leben licht war.
Nun, da der Nebel fällt,
ist keiner mehr sichtbar.

Da könnte man sagen, daß eben das Alter sicherlich eine Zeit ist, wo die Gefahr besteht, daß eben der Nebel fällt. Und daß dieser Nebel alle zwischenmenschlichen Beziehungen, wie ich es genannt habe, vernebelt und auf diese Weise natürlich ein Einsamkeitsgefühl erzeugt, das ein ungeheurer präsuizidaler Bote ist. Wichtig erscheint mir, daß man dabei die Einsamkeit als doppeltes Manko erlebt. Auf der einen Seite sollten da Menschen sein, die mich brauchen, für die ich wichtig bin und auf der anderen Seite Menschen, die auch für mich wichtig sind, weil sie sich so um mich kümmern, daß sie ein Teil von mir werden. Man hört sehr oft gerade vom alten suizidalen Menschen, mich braucht ja niemand, niemand wird mich vermissen, keinem werde ich abgehen. Es ist wirklich so, manchmal stirbt ein alter Mensch durch Selbstmord und wird erst ein paar Tage, oft sogar Wochen später erst entdeckt, gewöhnlich dann, wenn es zu riechen beginnt. Entscheidend dafür ist, daß er von niemandem vermißt wird. Und dieses von niemandem vermißt werden, erzeugt ein katastrophales Gefühl.

Doch bin ich jetzt schon bei der nächsten Form der Einengung. Nach der situativen Einengung, der Einengung der zwischenmenschlichen Beziehungen, kommt jetzt als dritter Punkt die wertmäßige Einengung. Es ist eine enorme Gefahr, daß der alte Mensch jeden Wert verliert. Durch Arbeit will der Mensch nicht nur Geld verdienen, sondern er will durch sie auch etwas werden, etwas sein, etwas gelten. Und durch die Pensionierung verliert er daher in seiner Vorstellung oft genug auch Ansehen, er fühlt sich entwertet.

Über diese Entwertung des alten Menschen eine kleine Geschichte von meinem, schon zweimal heute zitierten Lehrer Hans Hoff. Im Juli 69 ging ich auf Urlaub und verabschiedete mich. Da sagte er, „Ringel, wenn Sie mich lieben, beten Sie, daß ich als Vorstand der Klinik sterbe." Darauf antwortete ich: „Herr Professor, wir haben jetzt Juli und Sie sind noch bis zum 1. Oktober Vorstand der Klinik. Sie werden doch nicht glauben, daß ich bete, daß Sie in den nächsten zwei Monaten sterben." Darauf beharrte er: „Wenn Sie mich lieben, so tun Sie das." Darauf entgegnete ich neuerlich: „Herr Professor, wir brauchen Sie doch, auch wenn Sie jetzt emeritieren, so ist es doch so, daß Sie eine Erfahrung haben, die wir alle zusammen nicht besitzen, wir werden Sie doch auf die Klinik bitten und Sie müssen zu diesem und jenem Fall Ihre Stellungnahme abgeben." Darauf sagte Hoff: „Ja, Ringel, sind Sie denn verrückt geworden, Sie glauben doch nicht im Ernst, daß wenn ich nicht mehr die Macht an der Klinik hab, ich die Klinik noch einmal in meinem Leben betrete. Dort wo ich geherrscht habe, soll ich geduldet werden?" Nun gingen mir allmählich die Argumente aus, und so schloß er dann: „Ringel, ich bleibe also dabei, Sie sollen das beten und – man sagt Ihnen ja gute Beziehungen zum Himmel nach – beten Sie, daß ich nicht nur in den nächsten zwei Monaten sterbe, sondern beten Sie, daß ich in den Armen meiner Frau sterbe." Das waren die letzten Worte, die ich von meinem Chef Hans Hoff gehört habe. Ich habe nicht gebetet, aber am 23. August ging er mit seiner Frau in den Lift und sagte: „Ich muß jetzt noch meinen Rasierapparat holen.", und sie drückten auf 5, denn er wohnte im obersten Stock, dann machte er eine kleine Drehung, fiel in die Hand seiner Frau und war tot. Natürlich gibt es den „psychogenen Tod", unbewußt herbeigeführt, dem geheimen Wunsch entsprechend. Dafür gibt es eindrucksvolle Beweise, darüber hat auch Meyer in Göttingen so wunderbar gearbeitet. Ich habe meinen Chef wirklich sehr geliebt, aber man sieht, wozu es kommt, wenn man diese pathologische Beziehung zur Macht hat, dann kann man die Entmachtung nicht ertragen. Ich spreche jetzt hier von mir selber, denn ich emeritiere am 1. Oktober, ich bin aber nicht gesonnen, deswegen zu sterben, sondern hoffe, noch gut zu leben, so lange mir der liebe Gott das erlaubt. Eben deswegen, weil ich überhaupt nicht machtverliebt bin und weil ich persönlich glaube, daß man hoffentlich eben zwar ein Amtsgewand ablegt, wenn man pensioniert wird, daß aber das, was man menschlich an sich gearbeitet und erarbeitet hat, ja eigentlich einem niemand wegnehmen kann. Aber jetzt komme ich zu einem sehr heiklen Punkt, das ist nämlich die Tatsache, daß in unserer Welt, der alte Mensch sehr gering geschätzt wird. Auch ohne jede Machtverliebtheit kann daher die Pensionierung als demütigende Entwürdigung erlebt werden. Und wenn Sie Gerontologen sind, so möchte ich bitten, diesen soziologischen Aspekt ja nicht zu vergessen. Wir verachten zwei Gruppen von Menschen im Rahmen des Lebensalters. Die einen sind die Kinder, die wir als Unmündige verachten, mit denen wir glauben machen zu können, was wir wollen, und die anderen sind die alten Menschen, die uns nicht mehr interessieren, um die sich keiner mehr kümmert, höchstens grad vor jeder Wahl wird noch kurz gesagt, daß die Partei sowieso auch an die alten Menschen denkt, denn jetzt naht die Stunde, wo man hofft, die Stimmen der Alten bekommen zu können.

Ich beschwöre Sie, alles zu tun, daß sich diese Einstellung der Gesellschaft ändert.

Ich bringe als Warnung – ich kann das nur immer wieder tun – Japan. Japan, wo bis zum Jahre 45 die Alten herrschten, ja man kann ruhig sagen, dort bestand eine Gerontokratie. Solange dies so war, da war ein Selbstmord von alten Menschen in Japan unbekannt. Dann kam McArthur, dann kam die ganze Umstellung der Gesellschaft, dann waren die Alten auf einmal vollständig im Abseits, und seither ist der Altenselbstmord in Japan – und ich habe mich davon persönlich überzeugen müssen – das Hauptproblem der Selbstmordverhütung in diesem Land. Jetzt zählt nur mehr die Leistung, das Arbeiten, das Schuften, das Haben, das Besitzen, das Sein ist uninteressant geworden und der Alte gilt nichts mehr. Daher ist es meine ehrliche Überzeugung, daß es sehr notwendig ist, überall darauf zu drängen – ich will jetzt keineswegs sagen, eine Altenherrschaft zu errichten – daß die Alten geachtet werden. Gibt es doch wohl keinen Zweifel darüber, daß im Alter, wenn man es richtig gestaltet, sehr viele Dinge enthalten sind, die den Jungen nur zugutekommen können, und von denen sie lernen können. Ja, es gibt eine Besonnenheit des Alters, wenn schon nicht eine Weisheit, eine Besonnenheit, einen gewissen Abstand halten können, ein nicht auf jede Irrlehre sofort bedenkenlos hereinfallen, es gibt eine Verinnerlichung und eine Vertiefung der menschlichen Existenz, die veranlassen müßte, den alten Menschen zu respektieren. Es gibt jetzt eine Reihe von Städten, z. B. in den USA, das weiß ich, wo man einen Altenrat zusammensetzt, der berufen ist, bei der Abhandlung politischer Fragen mitzuwirken und mitzuarbeiten. Dies ist eine Methode, die Alten nicht auszuschließen, nicht zu ghettoisieren. Es muß viele andere diesbezügliche Möglichkeiten geben. Wenn Sie dieses soziale Problem nicht versuchen mit all Ihrer Kraft in die Hände zu bekommen und neu zu gestalten, dann fürchte ich, wird es Ihnen nicht gelingen, die Würde des alten Menschen wieder herzustellen. Nicht von den Sesselklebern sprech ich jetzt, sondern von denen, die bereit sind, etwas, was sie selber gelernt haben, was sie selber verstehen – und jeder Alte versteht irgendetwas – an andere weiterzugeben, die bereit sind, zu ihnen eine Brücke zu schlagen und auf diese Weise mit ihnen zu kommunizieren. Die Situation vieler alter Menschen, die sich heute ausgestoßen fühlen, nicht mehr besucht, wenn man auf Urlaub fahren will ins Spital abgeschoben werden usw., die Situation solcher Menschen, vor denen niemand mehr Respekt hat, die hat Grillparzer mit den folgenden Versen wiedergegeben:

Was je dem Menschen schwergefallen
eins ist das Schwierigste von allen,
Entbehren, was schon unser war,
den Kranz verlieren aus dem Haar.
Nachdem man sterben sich gesehn,
mit seiner eignen Leiche gehn.

Doch dieses „mit seiner eignen Leiche gehn", das führt mich also jetzt hinüber zum letzten Punkt der Einengung. Ich habe gesprochen von der situativen Einengung, von der Einengung der zwischenmenschlichen Beziehungen und von der Einengung des Wertbewußtseins (erinnert sei hier an Hänseler, der gezeigt hat, wie entscheidend das Selbstwertgefühl eines Menschen ist. Je mehr Selbstwertgefühl, nicht Selbstverliebtheit, sondern Selbstwertgefühl, desto unwahrscheinlicher Selbstmord. Je reduzierter Selbstwertgefühl desto eher Selbstmord. Oft lächerliche Dinge können dann zum Anlaß einer Selbstvernichtung werden). Also jetzt komme ich vielleicht zum Herzstück der Einengung überhaupt, das ist nämlich das was ich die dynamische Einengung genannt habe. Der selbstmordgefährdete Mensch befindet sich in einem seelischen, das heißt in einem emotionalen Zustand der Einengung, in dem Sinne, daß nur mehr ein Gefühl dominiert und die anderen Gefühle daneben verschwinden. Ich möchte damit betonen, daß der Selbstmord im allgemeinen kein rationales Problem ist. Natürlich vermag der Mensch, wenn er emotional in die Gasse des Selbstmordes gedrängt wird, mit seiner Ratio Gründe zu erfinden oder zu erdenken oder zu glauben, die ihn veranlassen es zu tun, aber die wahre Grundlage ist in der Gefühlswelt zu finden. Die Beziehung zwischen Depression und Selbstmord ist allgemein eine sehr hohe. Am intensivsten aber ist sie bei alten Menschen. Man kann sagen: Der selbstmordgefährdete alte Mensch ist depressiv. Aber was ist denn Depression, tiefenpsychologisch gesprochen ist sie Aggression, die nach außen nicht abreagiert werden kann und die daher gegen die eigene Person gerichtet wird. Und nun ist es doch so, daß leider Gottes – ich spreche jetzt wieder über Österreich – in Österreich wird eigentlich, wenn ein alter Mensch mit einer Depression kommt, entweder gesagt, es handelt sich um eine depressive Form einer Demenz, oder es wird gesagt, endogene Depression in senio – Ende. Die therapeutischen Maßnahmen bestehen in folgendem: Gegen Demenz kann man eh nichts machen, also nichts. Gegen endogene Depression gibt man Antidepressiva. Ich halte diese Vereinfachung für völlig falsch. Erstens einmal: Jeder depressive Mensch ist mit einem eingerosteten Motor zu vergleichen. Daraus resultiert natürlich auch oft das Gefühl, „ich bin verblödet." Aber man ist gar nicht verblödet. Man ist nur „eingefroren", und daher ist es eine Fehldiagnose zu sagen, solche Menschen sind dement. Es ist ein Fehler nicht nur hinsichtlich der Mißachtung eines Menschen sondern auch natürlich der falschen Diagnose des Falles. Und es ist auch falsch, die Altersdepression so zu behandeln wie bei uns endogene Depression behandelt werden, nämlich nur mit Antidepressiva. Ich glaube, daß jeder im hohen Alter ganz schwere existentielle Probleme hat, und daß wir daher eine wirksame Therapie gegen diese Depression nur dann finden können, wenn wir bereit sind, auf die menschliche Problematik einzugehen. Es ist nachgewiesen, daß alte Menschen größtenteils deswegen zum Arzt gehen, weil sie mit dem Arzt sprechen wollen. Weil sie den Arzt als Gesprächspartner brauchen, und wenn man ihn dann mit Pillen abspeist und im Grunde ihn nicht zu Wort kommen läßt und wieder wegschickt, dann ist der umsonst beim Arzt gewesen. Dann geht er zutiefst frustriert weg. Wir haben auch in Wien nachgewiesen, daß gerade alte Menschen, die an Selbstmord denken, zum Arzt gehen um einen Versuch zu machen, mit diesem darüber zu sprechen. Und zwar nicht so, daß er sagt, „Herr Doktor, hör'n'S zu, ich will mich umbringen." So einfach machen Sie's uns nicht, sondern sie machen dunkle Andeutungen, senden Vorbotschaften, daß es nicht mehr so weitergeht, sie es nicht mehr ertragen können, alle möglichen Angaben machen sie, und wenn wir bereit sind anzuwenden, was Sigmund Freud die patientia audiendi – die Geduld des Zuhörens – genannt hat, dann könnten wir wahrscheinlich viele von diesen vor dem letzten schweren Schritt zurückhalten. Auch im alten Menschen spielt sich ein Kampf ab zwischen Lebenwollen und Sterbenwollen, weil immer noch der Selbsterhaltungstrieb vorhanden ist. Er mag schon sehr klein sein, aber er ist doch immer da. Das ist also das Problem der Depression und das ist das Problem der dynamischen Einengung, und in dieser dynamischen Einengung steckt schon das nächste Symptom des präsuizidalen Syndroms drin. Nämlich die Wendung der Aggression, die nach außen nicht abreagiert werden kann, gegen die eigene Person. Also, daß die alten Menschen frustiert, verbittert, verzweifelt sind, wütend sind, weil sie allein sind, und weil sie niemand hören will, niemand haben, dem sie das alles klagen können, ausdrücken können, das ist leider sehr oft gegeben. Wir wissen aus der Selbstmordprophylaxe, wie wichtig es ist, daß ein Mensch seine Erbitterung ausdrücken kann. Wenn das aber nicht möglich ist, dann wenden sie das ganze Aggressionspotential gegen die eigene Person. Ich möchte mir erlauben, ein Gedicht vorzustellen, das von einem, meiner Meinung nach, sehr großen deutschen Dichter – Georg von der Vring, der wenige Monate, nachdem er dieses Gedicht geschrieben hat, sich umgebracht hat, in die Isar ging, stammt. Das Gedicht heißt „Das Schweigen".

Die letzten tauben Jahre
die nimmt ihm niemand ab.
Sie sind die sonderbare
Vernebelung vor dem Grab.
Wenn je die Wand sich lichtet,
sein Zauberland erscheint.
So ist's von ihm erdichtet,
und nicht für ihn gemeint.
Man sagt, er sei jetzt weise,
doch wer so spricht, der irrt.
Er schweigt in jedem Greise,
was ihm begegnen wird.
Wo alle ringsum sprechen,
sinnt er dem einen nach,
Gott wird sie unterbrechen,
wie er ihn unterbrach.

Man sieht aus diesem Gedicht, diese ungeheuren Rachetendenzen. So wie Gott mich unterbrochen hat, wartet nur, so wird er auch euch unterbrechen. Und das ist, glaube ich, eine sehr eindrucksvolle Form dieser Aggression, die vorhanden ist, die aber nicht an den Menschen kommt, und nur an eine einzige Person kommt, die noch übrig bleibt, das ist die eigene Person, und die dann zu dieser schrecklichen Implosion führt.

Der letzte Punkt des präsuizidalen Syndroms ist das Zunehmen von Todes- und Selbstmordphantasien. Der alte Mensch wird schon durch sein Alter zu einer ununterbrochenen Beschäftigung mit dem Tode gebracht. All seine Beschwerden, seine Vereinsamung, seine Entwertung, die Erbitterung, das alles läßt in einer ungeheuren Weise seine Phantasie, seine Todes- und Selbstmordphantasie möchte man sagen, wenn nicht dafür dieses Wort zu verhängnisvoll wäre, läßt sie blühen. Wahrscheinlich ist das präsuizidale Syndrom beim alten Menschen das intensivste von allen präsuizidalen Syndromen. Und dennoch verfügt auch er noch über einen Selbsterhaltungstrieb. Dieser Kampf spielt sich in jedem Menschen ab, in jedem, auch in den bitterst Entschlossenen spielt sich dieser Kampf ab. Aber wahrscheinlich ist niemals die todestreibende Kraft so stark, und die lebenserhaltende Kraft so schwach wie gerade beim alten Menschen. Darum lehren wir immer wieder dasselbe: Nur ein gewisser Prozentsatz, ich glaube es sind jetzt insgesamt 20 Prozent, der Selbstmordhandlungen von jungen Menschen gehen tödlich aus, aber über 80 % der Selbstmordhandlungen von Alten gehen tödlich aus. Sie sehen also hier besteht eine ungeheure Gefahr. Was können wir tun? Ich hoffe, ich habe einige Anhaltspunkte gegeben. Ich glaube, wir sollen dasein, wir sollen wachsam sein, wir sollen entdecken, wir sollen zwischenmenschliche Beziehungen aufbauen, wir sollen die Gesellschaft beeinflußen, daß die Existenz des alten Menschen wieder eine würdigere wird, und wir sollen uns bemühen um jeden einzelnen. Ich möchte mit einem Gedanken der Demut schließen. Es ist nicht die Aufgabe der Selbstmordverhütung – und ich bin sehr glücklich, daß ich da, glaube ich, hier – wie in vielem anderen auch – mit meinem Freund Hermann Pohlmeier übereinstimme, einen Menschen um jeden Preis am Leben zu halten. Es ist unsere Aufgabe, ihn bei der Hand zu nehmen, ihm Beistand zu leisten, ihm mögliche Dinge anzubieten, auf allen Gebieten, medizinisch, psychologisch, sozial, philosophisch und auch religiös, also alle Dinge ihm anzubieten, die ihm vielleicht das Leben erträglich machen, so daß er sagt, ja, ich will es auf mich nehmen. Aber wo uns das nicht gelingt, erlischt unsere Erlaubnis, möchte ich fast sagen. Da müssen wir in Demut zur Kenntnis nehmen, daß wir schwache Menschen sind, und daß wir die letzte Entscheidung über Leben und Tod jedem einzelnen überlassen müssen.

Zusammenfassung

Dieser Beitrag beschäftigt sich mit Besonderheiten der Selbstmordtendenz im Alter. Dabei wird unterschieden zwischen vier auslösenden Faktorengruppen, die im Zusammenwirken ein präsuizidales Syndrom bilden. Diese Faktorengruppen oder Bausteine, wie Ringel sie nennt, bezeichnet er als „Einengungen", und zwar unterteilt in situative Einengung (körperliche Faktoren, Krankheit), Einengung der zwischenmenschlichen Beziehungen (z. B. Tod des Partners, Vereinsamung), Einengung des Wertbewußtseins (z. B. Verlust an Ansehen durch Aufgabe der Berufsarbeit), sowie dynamische Einengung (emotionale Faktoren, Depression etc.).

Schlüsselwörter

Präsuizidales Syndrom; situative Einengung;
Einengung der zwischenmenschlichen Beziehungen; Einengung des Wertbewußtseins; dynamische Einengung

Differential factors contributing to suicide in old age

Summary

This contribution deals with specific factors of the tendency to suicide among the elderly. The author differentiates among four groups of factors inducing suicide, which in combination form a syndrome preceding a suicide attempt. These groups of factors (or modules, as the author calls them) are each defined as a "limitation", and are classified into situation limitations (e. g., corporal factors, disease), limitations in interpersonal relationships (e. g., death of spouse, isolation), limitations of self-concept (e. g., loss of prestige caused by retirement), as well as the dynamic limitations (emotional factors, depression, etc.).

Keywords

Pre-suicide syndrome; situation-limitation; limitation in interpersonal relations; limitation of self-appreciation; dynamic limitation

Anschrift des Verfassers: Prof. Dr. med. E. Ringel, Institut für Medizinische Psychologie der Universität Wien, Severingasse 9, A-1090 Wien

Suizidraten im Alter und ihre Interpretation

H. Pohlmeier

Georg-August-Universität Göttingen

Gegenwärtig vollzieht sich in der gesamten Weltbevölkerung eine tiefgreifende Veränderung der Altersstruktur. Diese ist durch eine Zunahme der Alten und der sehr Alten gekennzeichnet. Man unterscheidet bei alten Menschen das Seniorenalter, das mit 60 Jahren beginnt, vom Greisenalter, das mit 80 Jahren beginnt. In der BRD hat sich der Anteil der über 65-Jährigen von 1950 bis 1980 von 4,8 Mill. auf 9,5 Mill. verdoppelt. Der Anteil der über 80-Jährigen, also der Greise, lag 1980 bei 1,5 Mill. Menschen. Bei einer Gesamtbevölkerung in der BRD von 66 Mill. sind das etwa 2,5 Prozent. Damit verbunden ist eine Zunahme an körperlichen und psychischen altersbedingten Erkrankungen, sowie eine vermehrte Inanspruchnahme medizinischer Einrichtungen. Es gibt Anhaltspunkte dafür, daß der Gesundheitszustand der Gesamtbevölkerung noch nie so schlecht war wie gegenwärtig. Das hängt mit der Überalterung der Bevölkerung zusammen. Alter ist zwar keine Krankheit, aber doch mit Beschwerden verbunden, die sich in der Medizinstatistik niederschlagen. Sowohl für die Bedarfsermittlung, die Planung von Rehabilitations- und anderen Hilfs- und Versorgungseinrichtungen, für die Erkennung von Risikofaktoren und die Planung präventiver Möglichkeiten ist es notwendig, das Aufkommen körperlicher und psychischer Erkrankungen und deren wechselseitige Beziehung möglichst genau zu kennen. Auch die Untersuchung der psychologischen, sozialen, biologischen und neurochemischen Variablen, die auf Entstehung, Verlauf und Rehabilitation von altersbedingten Beschwerden und Erkrankungen Einfluß nehmen, ist in hohem Maße wissenswert. In diesem Interesse und zu diesem Zwecke wird am Institut für Medizinische Psychologie der Universität Göttingen seit etwa drei Jahren Altersforschung als Schwerpunkt durchgeführt. Dieser Schwerpunkt begann mit einer Dissertation von Bernhard Ross über psychische Gesundheit im Alter. Die Dissertation beschäftigte sich mit psychologischen Erkenntnissen zur intellektuellen Leistungsfähigkeit alter Menschen. Das Ergebnis war, daß die intellektuelle Leistungsfähigkeit nicht unbedingt mit dem Alter abnimmt. Die intellektuelle Leistungsfähigkeit hängt vielmehr sehr stark von der Vorgeschichte des Betreffenden ab und den Möglichkeiten intellektueller Betätigung im Alter. Diese Promotionsarbeit war der Anfang zu einer Konzentration des Erkenntnisinteresses auf Depression und Selbstmord im Alter, sowie auf die Erforschung der besonderen Lebensbedingungen und der besonderen Befindlichkeit des Menschen im Alter.

Die Untersuchung über Suizide im Alter in der BRD steht in der Forschungstradition des Göttinger Instituts für Medizinische Psychologie, dessen Leiter seit über

20 Jahren auf diesem Spezialgebiet arbeitet. Es sind gut gesicherte Ergebnisse der Suizidforschung, daß das Suizidrisiko mit zunehmendem Alter ansteigt. Dies ist in vielen Untersuchungen immer wieder bestätigt worden. Allerdings existierten bislang noch keine Untersuchungen über die Veränderungen der Suizidziffern älterer Menschen im zeitlichen Verlauf. Suizidziffern oder Suizidraten sind die Anzahl der jährlichen Suizide bezogen auf 100 000 Menschen der Gesamtbevölkerung. Diese Suizidziffer lag für die BRD bis zum 1. Juli 1991 bei etwa 20 pro 100 000. Die Selbstmordzahl unterscheidet sich von der Suizidziffer oder der Suizidrate dadurch, daß es sich um die absolute Zahl der Selbstmorde im Jahr handelt. Für die BRD bis zum 1.7.1990 lag die absolute Zahl vollendeter Suizide bei etwas mehr als 10 000 gegenüber 14 000 noch vor 10 Jahren etwa. Suizidziffern und Suizidraten sowie absolute Selbstmordzahlen liegen inzwischen auch für die DDR vor. Ab 1960 wurden dort Selbstmorde und Selbstmordversuche rubriziert. Die Zahlen sind allerdings erst jetzt zugänglich geworden. Aus ihnen geht hervor, daß die Suizidrate in der DDR etwas höher lag als in der BRD und wichtiger, daß diese Rate seit der Wende in der DDR im Herbst 1989 nicht angestiegen ist.

Bei guter Kenntnis zunehmenden Suizidrisikos im Alter interessierte also die Veränderung der Suizidziffer älterer Menschen im zeitlichen Verlauf. Das Göttinger Institut untersuchte für die Gruppe der 55- bis 90jährigen Männer und Frauen die Veränderungen der Suizidziffern für die Zeit zwischen 1953 bis 1986. Zeitreihenanalysen ließen dabei einen dramatischen Anstieg bei den vollendeten Suiziden ab der Altersgruppe der über 70jährigen Männer erkennen. In der Altersgruppe der 80- bis 85jährigen Männer betrug der Anstieg von 62 pro 100 000 auf 90 pro 100 000 innerhalb der letzten Jahre über 44 Prozent. Diese Selbstmordrate der 85- bis 90jährigen Männer liegt gegenwärtig bei 100 pro 100 000. Damit ist die Suizidrate in dieser Altersklasse fünfmal höher als in der Gesamtbevölkerung und ist gegenüber dieser im Untersuchungszeitraum um mehr als 100 Prozent gestiegen. Die Suizidrate der 75- bis 80jährigen Männer ist von 40 auf 70 pro 100 000 gestiegen, hat sich also fast verdoppelt.

Dagegen ist in derselben Altersklasse die Rate bei Frauen nur geringfügig von 20 auf 30 pro 100 000 gestiegen. Auch weicht der Anstieg bei Frauen nur geringfügig von der durchschnittlichen Suizidrate der Gesamtbevölkerung ab.

Der Anstieg der Suizidrate bei den Alten und sehr Alten geht mit einem deutlichen Rückgang der Suizidraten in den mittleren Altersgruppen beiderlei Geschlechts einher. Dieser Rückgang ist vor allem in der Altersklasse zwischen 50 bis 65 zu beobachten und tritt dabei besonders stark bei den Männern hervor. Das bedeutet, daß das mittlere Lebensalter bis zur Pensionierung für Männer mit geringem psychischen Risiko verbunden ist. Dies steht im auffallenden Gegensatz zu dem körperlichen Risiko der bekannten Anfälligkeit für Herzinfarkte bei den Männern zwischen 50 und 60. Auch bei den Frauen ist ein Rückgang der Suizide zwischen 50 und 65 Jahren zu beobachten, wenn auch nicht so deutlich.

Wegen der eingangs erwähnten Veränderungen der Altersstruktur der Bevölkerung weltweit lag die Frage nahe, ob auch im internationalen Vergleich die Suizidziffern im Alter einer gleichförmigen Veränderung unterliegen. Deshalb wurden Untersuchungen über die Veränderungen der Suizidraten im Alter in den Ländern der europäischen Gemeinschaft und in den skandinavischen Ländern begonnen. Erste Auswertungen der Vergleichsziffern deuten darauf hin, daß das „deutsche Muster" – der Anstieg der Suizidrate bei den Alten und ein Rückgang bei Personen des mittleren Lebensalters und des frühen Alters – für die meisten anderen europäischen Länder nicht zutrifft.

Welche Möglichkeiten zur Interpretation dieses Befundes gibt es? Im Interesse dieser Interpretation unserer Befunde des Ansteigens der Suizidraten bei alten und sehr alten Männern, war es naheliegend, sich für die Lebenssituation alter Menschen überhaupt zu interessieren. Der Erforschung dieser Lebenssituation dient die sogenannte „Duderstadt-Studie". In dieser wird der Zusammenhang zwischen psychischen und körperlichen Erkrankungen geprüft. Weiter werden die Faktoren untersucht, die auf Entstehung altersbedingter Behinderungen Einfluß nehmen und dann später auch auf deren Rehabilitation. Die Studie wird in der Gemeinde Duderstadt im Eichsfeld bei Göttingen durchgeführt, weil in diesem Lebensraum sehr wenig soziale Mobilität herrscht. Dadurch wird eine solche Langzeitstudie methodisch sehr erleichtert. Die Studie ist als sozialpsychiatrische-epidemiologische Längsschnittstudie angelegt. Neben einer genauen körperlichen Untersuchung wird der psychische Befund durch Fragen zu lebensverändernden Ereignissen, Lebensformen im Alter, soziale Unterstützung bei Krankheit und Krisen und Fragen zur Ermittlung der selbständigen Lebensführung erhoben. Der Längsschnitt soll einen Zeitraum von mindestens 20 Jahren umfassen, innerhalb dessen alle fünf Jahre eine Querschnittsuntersuchung stattfindet. An der Untersuchung nimmt eine repräsentative Stichprobe von 200 Personen im Alter von über 65 Jahren teil, die dann nach 5, 10, 15 und dann nach 20 Jahren wiederholt wird. Auf diese Weise gelänge ein Überblick über die Entwicklung im Alter für den Zeitraum vom 65. bis zum 85. und eventuell bis zum 90. Lebensjahr der Teilnehmer.

Erste Auswertungen der Studie ergaben, daß 27 Prozent der untersuchten Personen eine depressive Symptomatik haben. Die Häufigkeit depressiver Symptome nimmt mit steigendem Alter zu. Bei den über 80jährigen Frauen hat jede Zweite eine Depression.

Über die Häufigkeit von fast einem Viertel depressiver Alter in der besagten Stichprobe ist der Anteil Depressiver an den verschiedenen Gruppen körperlicher Erkrankungen sehr schwankend. Der Anteil der Depressiven bei degenerativen Gelenkerkrankungen liegt mit 84 Prozent sehr hoch. Sehr hoch ist auch der Anteil der Depressiven in der Gruppe der Herzkranken mit 70 Prozent. Auch bei den Schwerhörigen ist der Anteil der Depressiven mit 60 Prozent sehr hoch. Es scheint eine hohe Korrelation zu bestehen zwischen Depression und den körperlichen Erkrankungen, die mit einer unmittelbaren Beeinträchtigung der Beweglichkeit (Gelenke – Herz/Kreislauf) und des Hörvermögens verbunden sind. Diese Beeinträchtigungen haben offenbar einschneidende Folgen bei der Abwicklung der täglichen Verrichtungen und reduzieren damit die Lebensqualität erheblich.

Die Demenz ist nur indirekt eine körperliche Erkrankung, insofern sie eine Degeneration des Zentralnervensystems bisher unbekannter Ursache darstellt. Die Auswirkungen sind aber psychisch im Sinne erheblicher Minderung der intellektuellen Leistungsfähigkeit und der sozialen Kontaktmöglichkeiten. So wundert es nicht, daß der Anteil Depressiver unter den Dementen mit wahrnehmbaren und beginnenden kognitiven Beeinträchtigungen mit 56 Prozent sehr hoch liegt. Auch ist die Korrelation Depression und Demenz sehr hoch in den Fällen, bei denen erst eine Depression vorhanden war und dann eine Demenz hinzugekommen ist: die erste Korrelation zwischen Demenz und Depression ist 56 Prozent und die weitere Korrelation zwischen Depression und Demenz ist mit 37 Prozent nicht ganz so hoch, aber auch beträchtlich. Natürlich taucht hier die Frage nach der Henne und dem Ei auf. Es ist aber sinnvoll, die Korrelation in beiden Richtungen zu lesen, damit aber keine Aussagen über Ursache und Wirkung zu machen.

Die Ergebnisse zeigen, daß körperliche Behinderungen und körperliche Krankheit die psychische Gesundheit und das Wohlbefinden im Alter erheblich beeinträchtigen. So wirkt sich z. B. die körperliche Behinderung der Schwerhörigkeit auf die psychischen und sozialen Aktivitäten älterer Menschen hinderlich aus. Die zwischenmenschliche Kommunikation wird durch diese Behinderung stark eingeschränkt. Auch Behinderungen der Beweglichkeit schränken die sozialen Kontakte ein. Dadurch werden die Möglichkeiten zu Lebensgenuß, Wertschätzung und Unterstützung aus mitmenschlichen Beziehungen schmerzlich reduziert. Die Fähigkeit zur Bewältigung solch eingreifender Veränderungen der Lebenssituation, die hier kompensierend und ausgleichend wirken könnte, ist aber durch das Alter auch stark eingeschränkt. Im Alter gibt es nicht mehr so viel Handlungsalternativen und auch verarmt die durch altersbedingte Abbauprozesse früher erlebte Phantasie und Kreativität zur Lebensbewältigung. So führen chronische Krankheit und körperliche Behinderung zum Verlust von Bewältigungsmöglichkeiten, also zu Hilflosigkeit und Hoffnungslosigkeit, den Kardinalsymptomen der Depression mit entsprechender Suizidgefahr. Als erste Interpretation des erhöhten Suizidrisikos im Alter würde es also naheliegen, diese auf körperliche Behinderungen und Krankheiten mit entsprechender Verarmung der Lebensqualität zurückzuführen, die schließlich Depression und Selbstmord zur Folge haben.

Ein Zusammenhang zwischen Depression und damit verbundener Suizidgefahr und körperlicher Gesundheit besteht aber auch umgekehrt. Bei der Depression im Alter kommt es oft zur Vernachlässigung diäthetischer Regeln beim Diabetes. Auf diese Weise verschlimmert die Depression die körperliche Erkrankung. Auch die mit der Depression verbundene Apathie und Passivität reduzieren die Motivation zur Selbstversorgung und zum Training körperlicher und geistiger Aktivitäten. Dadurch werden wieder soziale Kontakte reduziert, deren Reduktion umgekehrt wieder die Depression verstärkt. Auf diese Weise entstehen komplexe Kausalketten mit wachsendem körperlichem und seelischem Gesundheitsrisiko. Als weitere Interpretation der hohen Suizidraten im Alter ergibt sich also, daß die Depression, im Alter ohnehin weit verbreitet, besonders schwerwiegende negative Folgen für die Lebensqualität hat und dadurch das Suizidrisiko besonders hoch ist.

Die beiden bisher angebotenen Interpretationen klammern sich eng an die Befunde des häufigen Vorkommens von Depression und körperlicher Beeinträchtigung im Alter mit entsprechenden Folgen. Zur Belebung neuer Fragestellungen und auch praktischer Konsequenzen sind aber weitere spekulative Interpretationen notwendig: es ist anzunehmen, daß die alten Menschen auf das Alter nicht vorbereitet sind und ein erhebliches Lerndefizit haben. Konnte man früher davon ausgehen, gerade im Falle der Männer, daß wenige Jahre nach der Pensionierung der Tod alle Probleme löste, so ist das heute mit steigender Lebenserwartung ganz anders. Die durchschnittliche Lebenserwartung der Männer ist auf 73 Jahre gestiegen, die der Frauen auf 76. Das bedeutet, daß ein hoher Prozentsatz von Frauen und Männern über die durchschnittliche Erwartung hinaus sehr viel älter werden und daß unerbittlich die Zeit nach dem Ruhestand eine neue, sehr umfangreiche letzte Lebensphase ist. Sie kann leicht bis zum 85. Lebensjahr und darüber dauern. Die Betroffenen haben nicht gelernt, so alt zu werden und die mittlere und junge Generation hat nicht gelernt, mit so alten Menschen in so hoher Zahl umzugehen. Als praktische Konsequenz aus diesen Umständen ergibt sich dann natürlich die Frage, wie die Lebenssituation alter Menschen günstig beeinflußt werden kann. Unter günstiger Beeinflussung wird Verbesserung der Lebensqualität und Verhütung von Selbstmord verstanden. Antworten auf diese Frage können Hinweise auf Pläne sein, Beratungen und Seminarkurse für alte Menschen anzubieten, bei denen es um das Erlernen der Bewältigung von psychologischen Problemen im Alter und die psychologische Vorbereitung auf den Ruhestand geht. Seitens unseres Institutes gibt es solche Pläne in Anlehnung an Projekte aus dem Bereich der sozialwissenschaftlichen Gerontologie und der Pädagogik. Eine Doktorarbeit an unserem Institut von Frau Cornelia Hogrebe hat sich mit der erfolgreichen Bewältigung des Alters beschäftigt und insbesondere acht Lernprogramme maßgeblicher Unternehmen wie BASF Ludwigshafen, Deutsche BP Ölwerke, Bayer-Werk Leverkusen u. a. zusammengestellt und dargestellt. Die Effektivität solcher Programme ist noch nicht untersucht, was das Göttinger Institut nachholen will, um die daraus gezogenen Erkenntnisse für die Entwicklung weiterer Programme fruchtbar zu machen.

Eine Besonderheit unserer Befunde ist, daß die alten und sehr alten *Männer* besonders gefährdet und von einer besonders hohen Suizidrate betroffen sind. Das hängt sicherlich mit einem sehr verschiedenen Rollenverständnis beider Geschlechter zusammen: Männer definieren sich sehr stark über ihren Beruf, über ihren Status in der Öffentlichkeit. Das geht quer durch alle sozialen Schichten. Frauen tun dies zunehmend auch, aber noch nicht in dem Umfang. Sie können es sich nicht in dem Maße leisten wie Männer, sich nur über den Beruf zu definieren. Immerhin können sie Mütter werden und bekommen dadurch einen anderen gesellschaftlichen Status. Sie sind sehr viel mehr als der Mann immer wieder darauf angewiesen, sich nach anderen Rhythmen als denen des gesellschaftlichen und öffentlichen Lebens zu richten. Familiengründung mit Schwangerschaft und Geburt, die mehr oder weniger große Verantwortlichkeit für die Entwicklung der Kinder und den Erhalt der Familie erfordert eine Umstellung im öffentlichen Leben. Die dann in der Lebensmitte noch einmal geforderte Umstellung für die Frau, sich nämlich auf die eigene Existenz zurückzuziehen, weil die Kinder Hilfe und Pflege nicht mehr brauchen, trifft die Frau nicht ganz unvorbereitet. Sie hat Umstellungen ihrer Stellung in der Gesellschaft und in ihrer persönlichen Ökonomie gelernt.

Der Mann kann es sich in unserer Gesellschaft noch leisten, sich von all diesen Lebenssituationen unberührt zu lassen und nur seine Rolle in der Öffentlichkeit zu spielen. Er muß dies zwar nicht tun, aber er wird sehr stark dazu immer wieder gedrängt und läßt sich verführen. Dann verwundert es nicht, daß nach Beendigung der Rolle in der Öffentlichkeit die große Leere eintritt und Identität verlorengeht, die nicht so ohne weiteres wiedergefunden werden kann. Identitätsverlust führt zu Sinnentleerung, Orientierungslosigkeit, Hilflosigkeit, wovon der Pensionierungsboykott oder der Pensionierungstod beredtes Zeugnis geben. Dies sind besonders typische männliche Minderungen von Lebensqualität und besondere Erscheinungsformen des „männlichen" Todes. In dem Zusammenhang verwundert nicht, daß die Frage nach Hobbys oder Freizeitbeschäftigungen im Ruhestand für Männer viel gravierender ist als für Frauen. Männer sind außenorientierter und Frauen mehr innenorientiert. Die Innenorientierung verhilft eher zur Ausgeglichenheit und Stabilität, weil die Außenwelt, die Orientierung gibt, sich sehr schnell und sehr stark verändern kann, wodurch Zusammenbrüche zustandekommen können. Es bleibt abzuwarten, ob diese Geschlechtsdifferenz überhaupt und besonders im Alter bleibt. Mit der zunehmenden Berufstätigkeit der Frau und der damit verbundenen Notwendigkeit zu öffentlicher Karriere könnte auch hier ein Übergang von der Innenorientierung zur Außenorientierung stattfinden. Diese zunehmende Außenorientierung könnte auch bei den Frauen im Alter das Suizidrisiko erhöhen. Daß hier Veränderungen stattfinden, zeigt auch eine immer lauter werdende Empfehlung der Gynäkologie an die Frauen, daß sie nämlich ruhig erst Karriere machen sollen und an Mutterschaft erst mit 40 oder später denken, da für die moderne Medizin dieses Alter keine Risikoschwangerschaft oder Risikogeburt bedeutet. Vielleicht kann damit eine zu erwartende Steigerung der Suizidrate auch bei Frauen im Alter wenigstens reduziert werden.

Zu der Vermutung, daß außenorientierte Menschen selbstmordgefährdeter sind als innenorientierte, gibt es mehrere gute Begründungen: die Selbstmordrate der Männer war immer schon dreimal höher als die der Frauen, vielleicht auch aus diesem Grunde. Darüber hinaus hat die soziologische Theorie der Selbstmordhandlung von Durkheim (1897) die Aufmerksamkeit darauf gelenkt, daß die Selbstmordraten in Zeiten der Anomie, also gesellschaftlicher Umorientierung und Umstrukturierung, steigt. Dies war bei der Weltwirtschaftskrise 1929 und nach dem Kriegsende 1945 zu beobachten, um zwei Beispiele aus der Gegenwart zu nennen. Durkheim hat das sorgfältig für frühere Zeiten dargestellt. Im Rahmen dieser soziologischen Theorie, die sehr viel weiter geht und die in diesem weiteren Sinne gesellschaftliche Einflußgrößen auf die Selbstmordhandlung untersucht, ist auch auf die zunehmende soziale Isolierung und Vereinsamung im Alter hinzuweisen. Diese Isolierung und Vereinsamung trifft außenorientierte Menschen stärker als innenorientierte.

Am interpretationsbedürftigsten ist aber unser Befund, daß die Selbstmordrate der alten und sehr alten Männer nur in Deutschland so stark angestiegen ist und nicht in den übrigen Ländern Europas. Das wirft erst einmal die Frage auf, ob die Selbstmordrate der alten und sehr alten Männer auch in den nächsten 20 Jahren so hoch bleiben wird oder ob es sich hier nicht um eine Spezifität der Alten, sondern um eine Spezifität einer Generation handelt. Es gibt Vermutungen, daß diese Entwicklung der Selbstmordraten der alten und sehr alten Männer in Deutschland eine Generation betrifft, die durch Kriegs- und Nachkriegszeit stark geprägt ist. Die heute 85jährigen Männer waren bei Kriegsende 1945 eben 45 Jahre alt. Sie befanden sich damals in der Lebensmitte, wo sie vielleicht schon so festgefahren waren, daß sie sich den verändernden historisch-politischen Verhältnissen nicht mehr anpassen und eine Umorientierung in ihrem Leben nicht mehr vornehmen konnten. Die zurecht beklagte „Unfähigkeit zu trauern" hat die deutschen Männer dieser Generation möglicherweise besonders hart getroffen, mit der Folge, daß diese Unfähigkeit gewissermaßen hart bestraft wird. Die Psychologie weiß, daß Trauerarbeit zur Bewältigung schmerzlicher Verluste – und der Verlust der preußischen Kaiseridee bis nach den Tagen Hitlers war für viele schmerzlich – lebensnotwendig ist und daß ihr Ausbleiben nachhaltige psychische Beeinträchtigungen bis zum Selbstmord zur Folge haben kann. Es bleibt abzuwarten, ob die Generation der jetzt 60-Jährigen und 40-Jährigen im Alter zwischen 60 und 80 auch ein so hohes Selbstmordrisiko haben wie ihre Vorfahren. Diese Interpretation wird gestützt durch die Annahme, daß der Zweite Weltkrieg natürlich eine Angelegenheit Europas war, aber die Nachkriegsgeschichte für Deutschland doch Besonderheiten hatte, die in anderen Ländern Europas nicht vorhanden waren. Die Bewältigung der deutschen Vergangenheit der letzten 100 Jahre ist sicherlich mit der der anderen europäischen Länder nicht zu vergleichen. So würde sich die Besonderheit der im internationalen Vergleich nur in Deutschland sehr hoch gestiegenen Suizidrate bei den alten und sehr alten Männern damit erklären, daß hier tatsächlich andere historisch-politisch-gesellschaftliche Faktoren eine entsprechende Rolle gespielt haben. So endet der Bericht über die Suizidraten im Alter und ihre Interpretation damit, daß die Suizidraten auf Besonderheiten des Alters überhaupt aufmerksam machen und auch auf Besonderheiten der jetzt alten Nachkriegsgeneration in Deutschland im besonderen.

Zusammenfassung

Dieser Beitrag versucht eine Interpretation der erhöhten Anzahl von Suiziden im Alter, die besonders bei Männern sehr deutlich ist. Berichtet wird über Verlauf und Ergebnisse der „Duderstadt-Studie", einer Längsschnittstudie, die den Zusammenhang zwischen psychischen und körperlichen Erkrankungen, körperlichen Krankheiten und Depression über einen Zeitraum von 20 Jahren untersucht. Ergebnisse zeigen, daß körperliche Behinderungen die psychische Gesundheit und das Wohlbefinden im Alter erheblich beeinträchtigen. Dargestellt werden weiterhin die Notwendigkeit einer Vorbereitung auf ein hohes Alter sowie die Auswirkungen geschlechtsspezifischer Unterschiede im Rollenverständnis auf die Selbstmordrate.

Schlüsselwörter

Lebenssituation; Duderstadt-Studie; Krankheit; Depression; Vorbereitung auf hohes Alter; Geschlechtsunterschiede im Rollenverständnis

Rates of suicide in old age and their interpretation

Summary

This contribution attempts to interpret the increased rate of suicide among the elderly, which is especially evident for men. The methodology and results of the Duderstadt study are reported; this longitudinal study examined the coherence between psychic and physical diseases, and latter resp. depression over a period of 20 years. Results indicate that physical handicaps significantly effect psychic health and wellbeing in old age. The necessity of preparing for advanced age is represented as well as sex-related societal values influencing the suicide rate among the elderly.

Keywords

Life circumstances; Duderstadt study; illness; depression; preparation for old age; sex differences

Literatur

1. Casper W (1990) Selbstmordsterblichkeit in der DDR 1961 – 1989. Mitteilg. d. Inst. med. Statistik Berlin 27 Sonderheft
2. Hoffmeister H (1990) Selbstmordsterblichkeit in der DDR und in der BRD Deutschland. Münch. med. Wschr. 132: 603 – 609
3. Hogrebe C (1991) „Successful aging" durch Vorbereitung. Inaug. Diss. med. Göttingen
4. Pohlmeier H (1980) Depression und Selbstmord, Keil Verlag, Bonn, 2. Auflage
5. Pohlmeier H, Schlösser A, Welz R, A (1989) Psychologie in der ärztlichen Ausbildung, Forschung und Praxis. Duphar Pharma, Hannover
6. Ross B (1989) Psychische Gesundheit im Alter. Inaug. Diss. med. Göttingen
7. Welz R, Vössing G (1988) Suizide im Alter. Nervenarzt 59: 709 – 713
8. Welz R (1989) Psychische Störungen und körperliche Erkrankungen im Alter. Fundamenta Psychiatrica 3: 223 – 228
9. Welz R (1991) Sind Selbstmorde häufiger geworden? Psycho 17: 223 – 233

Anschrift des Verfassers: Prof. Dr. med. H. Pohlmeier, Georg-August-Universität Göttingen, Abt. Medizinische Psychologie, Humboldtallee 38, D-3400 Göttingen

Psychosoziale und psychiatrische Beschreibung der Suizidhäufigkeit im Alter in Andalusien

R. Rubio Herrera, E. Fernandez Lopiz

Universidad de Granada

Einführung

Ziel dieser Analyse ist es, die Problematik des Suizid aus der Sicht der Sozialen Gerontologie zu betrachten. Durch Statistiken wird belegt, daß die relativ größte Anzahl der Suizide von älteren Menschen begangen wird. Die Analyse dieser altersbezogenen Suizide zeigt einen Wandlungsprozeß, der sich nicht nur im biologischen und physiologischen, sondern auch im physischen, sozialen und ökologischen Bereich mit dem Alter einstellen kann. Der Tod markiert das Lebensende, doch vom phänomenologischen Standpunkt aus gesehen gibt der Selbstmörder dem Tod insoweit einen Sinn, als er ihn für die Zukunft plant, zeitlich genau bestimmt und von seiner eigenen Entscheidung abhängig macht. Diese Sichtweise des Todes steht im Gegensatz zu der Meinung derer, die dem Tod den Charakter des Absurden verleihen. Für viele ältere Menschen kann der Suizid die letzte Äußerung ihres Willens darstellen. Sie demonstrieren mit ihrem Suizid den geringen Wert, den sie ihrer Ansicht nach noch haben, und stellen ihn auf diese Weise unter Beweis. So kann der Alterssuizid Zeichen einer Aggressivität, die sich sowohl gegen die eigene Person als auch gegen andere Menschen richtet, sein.

Nachfolgend sollen einige der wichtigsten Aspekte dieses Themas beschrieben werden. Es soll versucht werden, die zuvor genannten hohen Suizidraten zu deuten. Dies ist jedoch nur möglich, wenn es gelingt, diese Fragen sowohl nach ihrem medizinischen, psychologischen und sozialen Gehalt zu stellen.

Bedingungsfaktoren des Suizids im Alter

Vom Standpunkt der Gerontologie und der Psychiatrie aus gesehen, ist das Alter nicht als eine Krankheit anzusehen, sondern vielmehr als die letzte Etappe der psychobiologischen und sozialen Entwicklung. In dieser Entwicklung finden sich, dynamisch gesehen, unterschiedliche Aspekte, deren Bestimmungsgrößen, sowohl vom psycho-sozialen Standpunkt aus als auch kontextbezogenen, sehr komplex sind.

Im Gegensatz zu früheren Modellen, die das Alter als Defizit ansahen, wird es heute als eine Phase in der Entwicklung des Menschen gesehen. Das Altern darf hierbei nicht als homogenes Stadium verstanden werden, da innerhalb dieser Phase verschiedene Untergruppen zu finden sind: z. B. junge Alte, mittlere Alte und ältere Alte. Diese und ähnliche Gliederungen entsprechen weniger physischen Aspekten des Alterns, sondern eher der psychischen Entwicklung einer Person.

Zahlreiche vom alten Menschen erlebte und erfahrene Aspekte des Alterns bestimmen das eigene Altersbild. Dieses Bild beinhaltet eine duale Komponente und ist mit den interpersonellen Kräften verzahnt, die die eigene Wahrnehmung und die Wahrnehmung der Umwelt prägen. Die Umwelt verfeinert, markiert und bedingt die eigene Wahrnehmung während des gesamten Lebens in Interaktion mit der Persönlichkeit.

Es ist jedoch auch offensichtlich, daß jeder normale Alternsprozeß Veränderungen folgender psycho-sozialer Fähigkeiten mit sich bringt:

a) Allgemeine Verminderung des sensoriellen Empfindungsvermögens (die Folge ist eine undeutlichere Wahrnehmung der Umgebung; Sehvermögen und Tastsinn nehmen ab). Ohne Frage sind diese sensoriellen Defizite Ursache und Folge dessen, was Cummings (1961) als Loslösung bezeichnete und das später von Atchley (1972) widerrufen wurde. Cummings bezog sich damit auf die wechselseitigen Schwierigkeiten zwischen Individuum und Gesellschaft als vorhergehende und vorbereitende Phase des Lebens zum Tod. Dies bedingt zwar nicht notwendigerweise Krisen, bildet jedoch ein erstes Anzeichen einer Loslösung von der Wirklichkeit, denn vom Beginn des Lebens an ist die Bildung der Persönlichkeit mit der Wahrnehmung der Umwelt verbunden. In der Kindheit ist die Möglichkeit eines Schutzes gegenüber der Anhäufung von Umweltreizen gegeben (sowohl in Form von Schutzelementen als auch von psycho-biologischen Abwehrfaktoren). Diese Möglichkeit ist jedoch beim alten Menschen weniger gegeben. Daher bleibt das Abschließen von der Umwelt oft für sie die einzige Alternative. Hierbei geht es nicht um die Vermeidung von Umweltreizen, denn dies würde zuerst eine Wahrnehmung voraussetzen und außerdem die Entwicklung von Empfindungswerten und schließlich die Unterdrückung der Reize, abhängig von diesen Empfindungswerten. Bei der Abschließung von Umweltreizen geschieht dies nicht, denn hier tritt eine Veränderung der Reizwahrnehmung auf, die mit den Fähigkeiten der Anpassung an die Umwelt in Verbindung gebracht wird.

Die genannten Prozesse haben auf psychologischer und sozialer Ebene die Aufgabe, die emotionalen Kräfte des alternden Menschen zu bewahren und zu verteidigen. Dies kann als eine vorweggenommene Abwehr gegen eine psychosoziale Realität interpretiert werden, die die emotionalen Bedürfnisse des alten Menschen nicht zu befriedigen vermag. Jack Weinberg (1970) sagt hierzu: „... die sensorischen Organe der Haut der alten Menschen werden häufig träge, als ob sie dem kompletten sensoriellen Verlust zuvorkommen würden. Man braucht nicht zu empfinden, wenn die Gefühle verweigert werden."

b) Verminderung der Motorik. Die Bewegungs- und Wahrnehmungsfähigkeit des älteren Menschen gegenüber der Realität sind vermindert. Dies hat nicht nur Konsequenzen auf die Motivation zu extravertiertem Verhalten, sondern auch auf die Wahrnehmung und das Erleben sowohl psychischer als auch psycho-sozialer Aspekte der Realität: das wahrgenommene Umfeld wird vermindert (Riegel 1972).

c) Intellektuelle Defizite. Diese führen (normalerweise) zu einer Erstarrung der kognitiven Strukturen, zu Verlusten des Kurzzeitgedächtnisses und zu Einschränkungen in der Lernfähigkeit. Die Folgen sind Frustrationen in diesem Bereich und die Förderung einer regressiven Einstellung, die meist durch die Erinnerung an die Vergangenheit charakterisiert wird.

Die Verminderung der „persönlichen" Fähigkeiten im Alter führt zu Angstgefühlen bei den Betroffenen, die sich an die vorherige Anpassungsfähigkeit klammern, sei sie noch so mangelhaft, um diesen Gefühlen zu begegnen. Die Veränderung wird als schmerzhaft empfunden, und der alte Mensch hält fest an der Vergangenheit, in der er größere Erfolge hatte. Hierdurch wird das oben genannte Aufrechterhalten der Vergangenheit und die Starrheit belegt, die im eigentlichen Sinne die Verteidigung des Ich gegenüber der Angst darstellen.

d) Persönlichkeitsaspekte. Laut Erikson (1950) sind es zwei entgegengesetzte Merkmale des Alters, die Integration einerseits und die Verzweiflung andererseits, die Altern beschreibbar machen. Es ist allerdings schwierig, die Verschiedenartigkeit und Komplexität der Persönlichkeit in nur zwei Dimensionen zu erläutern. Auf jeden Fall müßte auf der einen Seite des von Erikson erstellten „Kontinuums" die „Weisheit" eingeordnet werden. Sie wird als Integration der Lebenserfahrung innerhalb einer angemessenen Perspektive in bezug auf das Vergangene und das Kommende gesehen. Die entgegengesetzte Seite wird durch die „Verzweiflung" dargestellt, als Folge der Verlassenheit und der Frustration während des gesamten Daseins. Auf jeden Fall muß gesagt werden, daß die Merkmale der psychischen Veränderungen im Alter die Depression, die fehlende Motivation und die Enttäuschung sind, wenn wir nur diesen Aspekt des Eriksonschen Kontinuums betrachten. Die Unterscheidungsmerkmale sind im emotionalen und/oder affektiven Bereich nicht nur auf das Alter oder auf genetische Faktoren zurückzuführen, sondern vor allem auf die Art ihrer lebens- und kontextbezogenen Situation.

e) Soziale und ökologische Aspekte. Das Alter als letzter Lebensabschnitt kann nur durch die sozialen und ökologischen Umstände, in die es eingebunden ist, verstanden werden. Laut Bronfenbrenner (1977) bedeutet dies:

Jeder Entwicklungsprozeß kann und darf nur auf der Basis der ökologischen Systeme, die ihn beeinflussen, interpretiert werden. Diese reichen von den sozial und ökologisch nahen Systemen (micro-meso-exosysteme) bis hin zu denen, die den Prozeß distanzierter beeinflussen, d. h. Kultur, (Volks-) Bräuche und/oder Norm- und Wertvorstellungen einer Gesellschaft, das sogenannte Macrosystem. Insbesondere sind hier zwei Bereiche zu nennen.

1. Die Familie. Die Einflüsse, die die Normen und Wertvorstellungen der Familienbeziehungen auf die positive, soziale Lebenshaltung ausüben, sind allgemein bekannt. Abgesehen von psychiatrischen Fällen wird das Phänomen des Suizid nicht nur von der Stabilität der Familienbeziehungen direkt beeinflußt, sondern auch von der Möglichkeit der Familie, den alten Menschen aufzunehmen, wobei der alte Mensch dann die ihm historisch und kulturell zugewiesene Rolle spielen kann. In Spanien, und besonders in Andalusien, pflegt die Familie weiterhin die Gewohnheit, die älteren Menschen aufzunehmen und sich somit den Bräuchen der (alten) Dorfgemeinschaften anzunähern. Die alten Menschen übernehmen die Rolle der Großeltern, wobei sie nicht nur die Verbindung zu ihren Kindern aufrechterhalten, sondern auch die Miterziehung und Freizeitgestaltung ihrer Enkel übernehmen.

2. Soziale Bedingungen. In den letzten Jahren haben die verschiedenen Verwaltungsbehörden den Bau von Altentagesstätten und Altenheimen gefördert, die in der Region Andalusien in der Stadtumgebung gelegen sind. Sie dienen als Bindeglied zwischen dem alten Menschen, der Familie und der Gesellschaft. Hier ist anzumerken, daß in der Zwischenzeit sowohl die Altersrenten gestiegen sind als auch die der Verwaltung zur Verfügung stehenden Mittel erhöht wurden. Dies bedeutet, daß sich die wirtschaftliche Lage der Rentner und auch die der genannten Einrichtungen ver-

bessert hat. Bei den Einrichtungen haben sich vor allem die Infrastruktur und die personellen Möglichkeiten (Freizeitbeschäftigung) verbessert.

Zusammenfassend kann gesagt werden, daß aber vor allem die soziokulturellen Bedingungen unseres Landes die ältere Generation Spaniens auf besondere Weise prägen.

Selbstmord und Depression

Obwohl Depression und Selbstmord nicht zwangsläufig verknüpft sein müssen, sind doch viele Suizide die Folge tiefer Depressionen, die in einigen Fällen mit psychotischen Begleiterscheinungen verbunden sind.

Die Depression zeigt sich in unterschiedlichen Verhaltensweisen. Die am häufigsten auftretenden Symptome sind:
– deprimierte Stimmung,
– Verlust von Interesse und Freude bei der Ausübung vieler Aktivitäten,
– Verlust von Körpergewicht und mangelnder Appetit,
– Schlaflosigkeit und Schläfrigkeit,
– Unruhe, Erregung oder Verlangsamung psychischer Faktoren,
– Erschöpfung oder Energieverlust,
– übermäßige Schuldgefühle; sich „zu nichts nutze fühlen",
– Konzentrationsverlust und Verminderung der Entscheidungsfähigkeit,
– häufige Gedanken über den Tod und über den Selbstmord sowie Selbstmordpläne und -versuche.

In diesem Zusammenhang ist festzustellen, daß die Thematik des Suizid ein sehr komplexes Phänomen ist, und zwar aus zwei Gründen: einerseits hat der Selbstmord, so wie jedes selbstverletzende Verhalten, eine klare Auswirkung auf die Motivationsebene der Persönlichkeit, wobei eine direkte Verbindung zu den negativen Seiten dieses Bereiches besteht. Die Selbstverletzung ist daher eine ausdrückliche und offenkundige Äußerung dessen, was die Psychoanalyse den „Ausgangspunkt des Nirvana" nannte, d. h. mangelnde Motivation, Sorglosigkeit und Impulsivität. Es geht hierbei also letztlich um ein Verhalten, das aus einer unbedeutenden und verzweifelten Daseinsperspektive heraus auf die Beendigung der Existenz zielt.

Coleman et al. (1984) fanden heraus, daß die Depression die häufigste Begleiterscheinung bei Suiziden war. Viele Personen verüben Selbstmord nach einer tiefen Depressionsperiode, was natürlich nicht heißen muß, daß alle Menschen, die unter Depressionen leiden, Suizid begehen müssen.

Andererseits besteht die Ansicht, daß biologische Aspekte nicht Selbstmordsignale sondern eher biologische Anzeichen sind, die mit der Impulsivität des Menschen in Verbindung stehen. Andere Varianten wie z. B. Depressionen, kritische Lebensereignisse, Verzweiflungen und jüngst aufgetretene psychiatrische Symptome verleiten die Menschen dazu, ihren aggressiven Impuls gegen sich selbst zu richten. Die meisten Analysen zu diesem Thema wurden an depressiven Patienten durchgeführt. Diese Ergebnisse können daher nicht verallgemeinert werden, sollen jedoch als wesentliche Hilfe dienen, um Patienten mit einem hohen Suizidrisiko zu erkennen.

Suizidraten in Spanien

Die Suizidrate liegt in Spanien bei 0,0054, wobei sich wesentliche Unterschiede zwischen den verschiedenen Regionen oder aufgrund von Faktoren wie z. B. Alter, Beruf, Geschlecht usw. ergeben.

Tabelle 1. Suizidraten in Spanien

	Zahl der Einwohner	Zahl der Suizide	Suizidrate in %
Spanien	39.509.492	2.137	0,0054
Andalusien	6.978.000	374	0,0053
Galizien	2.682.548	199	0,0074
Kastilien	1.646.371	150	0,0091
Balearen	753.236	7	0,00092
Kanarische Inseln	1.528.636	22	0,00143
einzelne Provinzen:			
Kastilien:			
Toledo	486.041	31	0,0063
Ciudad Real	461.865	49	0,0106
Albacete	336.571	29	0,0086
Cuenca	203.052	16	0,0078
Guadalajara	158.838	25	0,0157
Galizien:			
La Coruña	994.920	106	0,0106
Pontevedra	850.868	47	0,0055
Lugo	436.960	18	0,0041
Orense	399.800	28	0,0070
Andalusien:			
Sevilla	1.645.000	91	0,005
Malaga	1.156.000	17	0,001
Cádiz	941.000	46	0,004
Granada	807.000	54	0,006
Cordoba	805.000	61	0,007
Jaén	679.000	48	0,007
Almeria	478.000	33	0,006
Huelva	458.000	24	0,005

Tabelle 2. Anzahl der Suizide in Andalusien nach Geschlecht

Provinz	Männer	Frauen
Almeria	23	6
Cádiz	43	6
Cordoba	40	16
Granada	48	5
Huelva	21	3
Jaén	36	13
Malaga	16	1
Sevilla	77	20

Die Analyse von zwei wirtschaftlich wenig entwickelten Regionen Spaniens, d. h. Galizien und Andalusien, hat ergeben, daß Galizien eine über dem Gesamtdurchschnitt liegende Suizidrate aufweist, während Andalusien im Vergleich dazu darunter liegt. Das zeigt, wie auch andere Autoren festgestellt haben, daß das Klima eine bedeutende Rolle im Selbstmordverhalten alter Menschen spielt. Es ist aber auch zu vermuten, daß die Unterschiede zwischen beiden Regionen auf die starken unterschiedlichen Charaktermerkmale der Menschen in den einzelnen Regionen Spaniens zurückzuführen sind.

Ein wichtiges Faktum der Analyse ist das Geschlecht. Statistische Daten anderer Länder weisen ebenfalls eine größere Anzahl von Suiziden bei Männern als bei Frauen auf. Auch die Gründe stimmen überein, d. h. Folgen des Ruhestandes, niedrigeres Einkommen und Verminderung des Selbstwertgefühls aufgrund der Loslösung von der Arbeit. Hierbei darf der psychoanalytische Prozeß der Depression nicht vergessen werden:

1. Objektverlust,
2. Schuldgefühl,
3. Kränkung des Selbstwertgefühls,
4. Schwäche der Ich-Struktur.

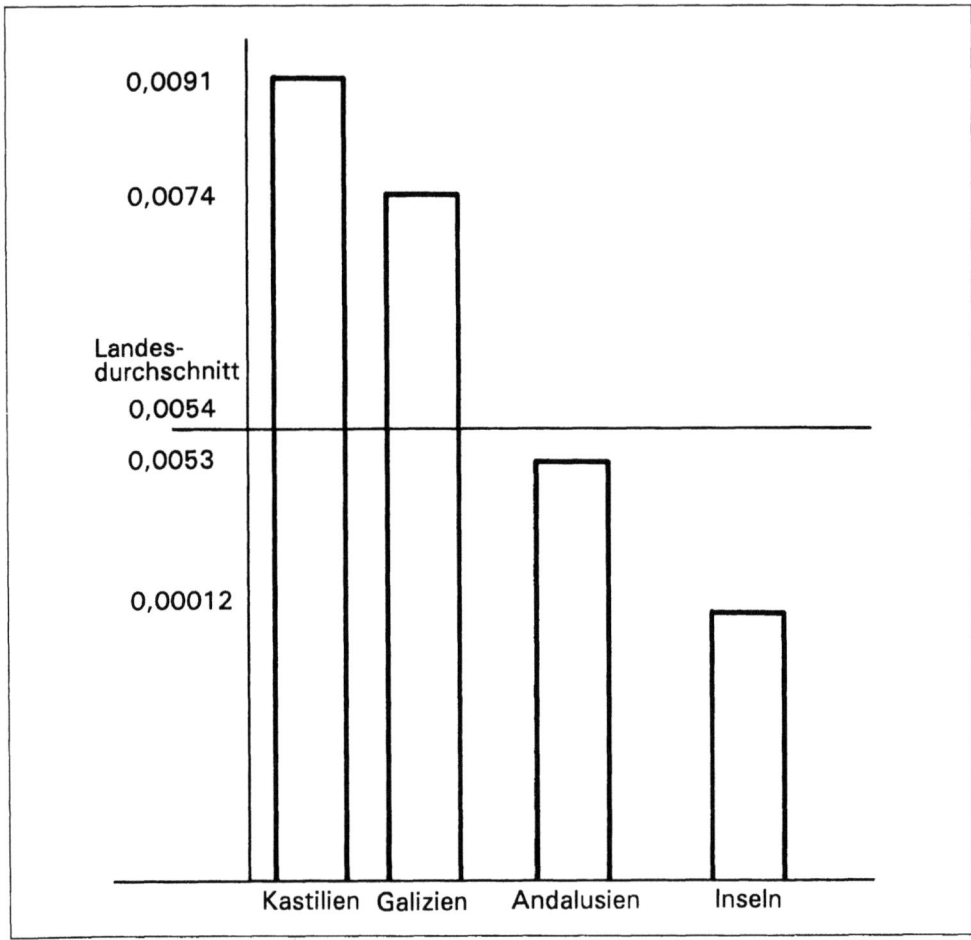

Abb. 1. Vergleichende Analyse der Suizide in vier spanischen Regionen

Andererseits ist auch die Zunahme der Suizidrate bei älteren Menschen in den letzten Jahren hervorzuheben. Vom soziologischen Gesichtspunkt aus gesehen, ist zu vermuten, daß diese Zunahme auf das Wachstum der Volkswirtschaft zurückzuführen ist. Jedesmal, wenn unser Land ein wirtschaftliches Wachstum verzeichnet, widmet sich die Familie mehr dem Beruf und vergißt dabei den südländischen Charakter unserer Familie, dessen Merkmal das Zusammenleben verschiedener Generationen unter einem Dach ist. Ein anderer Grund ist der Geburtenrückgang, wodurch z. B. die Beziehung Großvater – Enkel ebenfalls nicht mehr so häufig auftritt. Obwohl viele Autoren die Familie als eine psychopathologische Einheit beschrieben haben, zeigen die statistischen Daten, daß die Zahl der Selbstmorde steigt, wenn die Familie auseinanderfällt.

Folglich sind folgende Überlegungen anzustellen:
– Führt der technologische Fortschritt zu einer Degradierung der Familieneinheit?
– Sind wir in der Lage, mit den neuen Technologien zu leben und die Familienstruktur daran anzupassen?
– Reichen die medizinischen Fortschritte aus, um die Lebensqualität der älteren Menschen zu verbessern?
– Würde sich die Lebensqualität der älteren Menschen unter Einbezug geeigneter psychotherapeutischer Eingriffe oder Hilfestellungen verbessern?
– Reicht es, oder ist es sogar das Beste, die Familie durch Altentagesstätten oder Altenheime zu ersetzen?

Natürlich muß sich unsere Gesellschaft immer dem Fortschritt anpassen, sowohl in bezug auf die technologische als auch auf die menschliche Entwicklung. Jedoch glauben wir sagen zu können, daß es z. Zt. ein Ungleichgewicht zugunsten der Technologie und zu Lasten der menschlichen Werte gibt. Wir meinen, daß die oben genannten Fragestellungen zu zukünftigen psychogerontologischen Analysen führen können, wobei jedoch die biopsychosozialen Veränderungen nicht vergessen werden dürfen.

Zusammenfassung

Ausgehend von der Sichtweise der Gerontologie, die das Alter nicht als Krankheit sondern als Etappe in der psychobiologischen und sozialen Entwicklung des Menschen betrachtet, erläutern die Autoren zunächst Bedingungsfaktoren des Suizids im Alter. So werden Veränderungen psychosozialer Fähigkeiten, Verminderung der Motorik und intellektuelle Defizite ebenso diskutiert wie Persönlichkeitsaspekte, soziale und ökologische Aspekte. Die Autoren stellen fest, daß die Suizidhäufigkeit alter Menschen in Spanien geprägt wird durch die sozio-kulturellen Bedingungen, wobei insbesondere die Veränderung von Norm- und Wertvorstellungen und der Einbindung alter Menschen in die Familie eine Rolle spielen. Diese Faktoren unterliegen z. Z. in Spanien einem starken Wandel, der nach Ansicht der Autoren durch den zunehmenden wirtschaftlichen Fortschritt verursacht wird. Dargestellt wird weiterhin der Zusammenhang zwischen Depression und Suizid sowie eine Analyse der Suizidraten in verschiedenen Provinzen und Regionen Spaniens.

Schlüsselwörter

Soziokulturelle Bedingungen; Persönliche Bedingungen; Depression; Familienbeziehungen; Wirtschaftlicher Fortschritt

Psychosocial and psychiatric factors influencing the rate of suicide among the elderly in the Andalusian region of Spain

Summary

Proceeding from the gerontological viewpoint that old age is not to be regarded as a disease, but as a stage in the psychobiological and social development of man, the authors begin by describing conditions which may lead to suicide in old age. Changes in psycho-social abilitites, reduction of motor and intellectual abilities, aspects of personality, society and environment are discussed. The authors point out that the rate of suicide among the elderly in Spain is influenced by sociocultural conditions, and especially by the changing societal values and familial values. Spain is, at present, undergoing tremendous change, in the opinion of the authors, caused by the fast economic progress there. In addition, the relationship between depression and suicide is presented, including an analysis of the number of suicides in different provinces and regions of Spain.

Keywords

Socio-cultural conditions; personal conditions; depression; family relationship; economic progress

Literatur

1. Atchley RC (1972) The social forces in later life. Belmont, C.A., Wadsworth Publishing Co., Inc.
2. Bronfenbrenner U (1977) External validity in the study of human development. Manuscrito in èdito. Department of Human Development and Family Studies, Cornell University
3. Coleman J, Butcher, Carson RC (1984) Abnormal psychology and modern life (7th ed.). Glen view, Il. Scott, Foresman
4. Cummings E, Henry WE (1961) Growing old: The process of disengagement. New York, Basic Books
5. Erikson E (1950) Chilhood and Society. Norton, New York
6. Riegel KJ, Riegel RM (1972) Development and death. Developmental Psychology 6:306–319
7. Rubio Herrera R (1981) El problema de la muerte en la tercera edad desde la perspectiva psicològica. Rev. Psicologia General y aplicada. vol. 36, pàgs. 719–727
8. Rubio Herrera R (1988) La muerte como proceso psicológico a través del ciclo vital. Rev. Pensamiento, 174, vol. 44, pag. 241–251
9. Rubio Herrera R (1990) Vivencias psiquicas de la muerte a través del ciclo vital. Revista Communio. vol. XXIII, fascículo 3, pag. 355–378
10. Rubio Herrera R (1991) „Experiencias psiquicas sobre el sentimiento de pérdida". Revista Communio, vol XXIV, fasciculo 1, pàg. 77–98

Für die Verfasser: Prof. Dr. R. Rubio Herrera, Departamento de Psicologia Evolutiva y de la Educación, Universidad de Granada, Campus Universitario de Cartuja, E – 18011 Granada

Suizidalität, Sterbewunsch und Fatalismus bei depressiven Alterskranken

K. Oesterreich

Sektion Gerontopsychiatrie, Psychiatrische Universitätsklinik Heidelberg

Einleitung

Die Ausrichtungen *Suizidalität* und *Sterben/Sterbewunsch* sind bekannt und umfassend wissenschaftlich belegt. Der *Fatalismus* ist es nicht und wird später einer genaueren Umschreibung bedürfen. Die − wie es im medizinischen Sprachgebrauch heißt − „*differentialdiagnostische" Abgrenzung und Unterscheidung* von Suizidalität, Sterben/Sterbewunsch und Fatalismus bei depressiven Alterspatienten kann im Einzelfall auf Schwierigkeiten stoßen, wenn infolge erheblicher krankhafter Störung aus den Äußerungen des Patienten eine klare und eindeutige Stellungnahme und Zielsetzung seiner Motivation nicht abzuleiten ist. Beim Älteren mit einer depressiven Störung kann die Fähigkeit zur Reflexion, zum verbalen Ausdruck und zum Dialog so stark beeinträchtigt sein, daß er die Antwort auf Fragen nach seiner Einstellung schuldig bleibt. In manchen Fällen wird der Untersucher festzustellen haben, daß depressive Alterspatienten die an sie gestellten Fragen ausweichend beantworten. Es entsteht der Eindruck, daß *Ambivalenz* gegenüber Sterben/Tod und Leben bei schwerer Depression im Alter wohl häufiger anzutreffen ist, als eine klare, eindeutige Intentionalität, mit der der Therapeut leichter umgehen kann als mit „Fatalismus".

In den folgenden Ausführungen sollen zunächst die Syndrome Suizidalität, depressives Syndrom und Sterben/Sterbewunsch auf ihren Gehalt im Vergleich zum Fatalismus geprüft werden.

Suizidalität

Suizidalem Denken dürfte ein wie auch immer geartetes *zielgerichtetes Wollen* zu unterstellen sein. Ganz unabhängig von Gesundheit und Krankheit, von Hintergründen, Anlässen und Motiven beschäftigt sich der suizidale Mensch mit dem Thema Suizidalität, bedenkt seine Entscheidung, handelt danach und vollzieht letztlich seinen Entschluß. Natürlich kann diese *Intentionalität* in Abhängigkeit von Lebensalter, Gesundheit, Krankheit, ihrer Pathogenese und Ätiologie mehr oder weniger deutlich ausgeprägt sein. Zunächst ist jedoch vom Vorhandensein einer *Absicht*, eines *aktiven Willensentschlusses* auszugehen, um eine Abgrenzung vom *Fatalismus* vornehmen zu können.

Auf die Fülle möglicher Motive für Suizidalität soll im einzelnen nicht eingegangen werden. Ringel (1984) hat in einem Vortrag über „Die Rolle der Regression in der Psychopathologie und der Therapie der Selbstmordtendenz" auf die situative Einengung innerhalb des *präsuizidalen Syndroms* hingewiesen. Der Betroffene erlebe seine Situation als überwältigend und erdrückend. Er empfinde sich als klein, ohnmächtig, hilflos, ausgesetzt, ausgeliefert. Er wisse nicht ein und aus in seiner Hoffnungslosigkeit. Die Dinge werden ihm gleichgültig. Seine Wertwelt sei eingeengt. Das Erlebnis der Verluste führe zu einer unsicheren Entmutigung. Viele Dinge würden links liegengelassen. Der Betroffene weiche ihnen ängstlich aus. Im Stadium einer *Stagnation* mißlinge alles. Immer wieder geschehe das gleiche, und zwar das Negative. In der *Regression* trete anstelle des verlorengegangenen aktiven Prinzips die *Passivität*. In der Phase der Regression komme es zum Gefühl des Nicht-Verstandenseins, des Alleingelassenseins, des innerlichen Sich-Zurückziehens. Ähnlich wie Ringel spricht Reiner (1974) beim präsuizidalen Syndrom von *dynamischer Einengung* mit Passivität, starrem Verhaltensmuster, Einengung der Beziehungen in Richtung ihrer Devaluierung (Abwertung) und bedrohlicher Restriktion (Einschränkung) der Wertwelt. Unter den Psychiatern hat J. E. Meyer (1979) am Beispiel des *Appellsuizids Jugendlicher* die häufig nicht letal ausgehende suizidale Handlung damit erklärt, daß die Jugendlichen *eigentlich doch nicht sterben wollten*.

Eine wichtige Rolle im Zusammenhang mit der Suizidalität spielt der Begriff der *Krise*. Psychosoziale Krisen werden auch als Vorläufer von Suizidhandlungen bezeichnet (Haenel und Pöldinger 1986). „Krisen" sind als Ereignisse und Erlebnisse definiert, die vom Betroffenen nicht mehr sinngemäß verarbeitet und bewältigt werden können und die Gefahr einer „pathologischen Entwicklung" in sich tragen. – Aus der Geschichte der Gerontologie ist auf Christoph Wilhelm Hufelands „Die Kunst das menschliche Leben zu verlängern" (1798) hinzuweisen: Bei der Suizidalität sei die Quelle von Lebensgefühl vertrocknet; jeder Keim von Tätigkeit und Genuß sei abgestorben; das Leben werde als ekel und fade empfunden; es existiere kein Berührungspunkt mehr zur Umgebung. Diese Zustandsbeschreibungen werden von Hufeland in das Vorfeld suizidaler Handlungen postiert. Hufeland fährt dann fort: Der Mensch habe keine Empfindung vom Sterben und verliere die Empfindungskraft.

Die in den bisherigen Ausführungen nur bruchstückhaft zitierten Auszüge aus der Suizid-Literatur lassen an einigen Stellen Überlegungen anklingen, in denen es später auch bei der Besprechung des Phänomens Fatalismus gehen wird. Wollen, aktiver Willensentschluß auf der einen Seite und Regression, Ohnmacht, Gleichgültigkeit, Einengung, Entmutigung, Hilflosigkeit, Stagnation, Passivität, Restriktion der Wertwelt im Rahmen des Erlebnisses einer Krise auf der anderen Seite sind zwei Extrempositionen im Umfeld des präsuizidalen Syndroms bzw. des suizidalen Entschlusses, innerhalb derer der Fatalismus zu lokalisieren ist.

Das depressive Syndrom

Nach empirischen Untersuchungen sind *Hoffnungslosigkeit* und *Ängstlichkeit* bei depressiven Patienten mit Suizidalität stärker ausgeprägt als bei Depressiven ohne Suizidalität. In der gleichen Untersuchung konnte nachgewiesen werden, daß *Sterbewunsch* von älteren Depressiven häufiger angegeben wird als von jüngeren Depressiven. Andererseits ist die Feststellung interessant, daß in der Kontrollgruppe nichtdepressiver Älterer eine *Ambivalenz* gegenüber dem Sterbewunsch nachgewiesen werden konnte (Payne 1975). Kruse (1989) macht auf *bestimmte Einstellungs- und Wahrnehmungsformen* depressiver Patienten aufmerksam. Die Situation würde vom Depressiven als unveränderbar und ungestaltbar, als nicht mehr kontrollierbar empfunden. In ganz globaler Weise sei das *Selbstbild* vieler Depressiver von negativen Bewertungen gekennzeichnet. Innerhalb der Themen des *depressiven Wahns* im Alter sind neben anderen auch das Gefühl der Minderwertigkeit, Insuffizienzgefühl und Nihilismus zu beobachten. Während sich der gesunde Ältere bei der Bewältigung der von ihm erlebten Alterssituation unterschiedlicher Daseinstechniken bedient, befindet sich der Melancholische angesichts seines krankheitsbedingten kognitiven Nicht-Könnens, der Einengung und des Stagnierens seiner psychotisch eingefaßten Dynamik in einer Situation, die ihn seine Gegenwart aufgrund seines unkorrigierbaren, fixierten Wahnsystems perspektivelos und allenfalls pessimistisch, negativ getönt, hoffnungslos oder nihilistisch empfinden läßt (Oesterreich 1990).

Aus Untersuchungen der Bonner Psychiatrischen Universitätsklinik ergeben sich bei depressiven Patienten mit Suizidalität *Einbußen des „energetischen Potentials"* (ein Begriff aus der Psychosen-Forschung: s. u.), Verlust von Antrieb und Initiative, Resignation sowie Unfähigkeit, Bewältigungsstrategien für die mit der krankhaften Symptomatik entstandene Problematik zu entwickeln (Armbruster 1986).

Diese Beobachtungen machen eine kurze Exkursion in die *Psychopathologie der endogenen Psychosen* und ihrer *prä- und postpsychotischen Stadien* notwendig. Bekannt sind die bei *Schizophrenien* im Rahmen eines uncharakteristischen Verlaufs häufig vorhandenen *Basisstadien*. Sie sind gekennzeichnet u. a. durch affektive Veränderungen wie Verlust der emotionalen Schwingungsfähigkeit und Resonanz, Abschwächung bejahender Fremd- und Sympathiegefühle, Verlust von Ausdauer und Energie sowie von Spannkraft. Gleiche Phänomene finden sich als *Basisstörungen* in entsprechenden Verläufen *zyklothymer Erkrankungen*. Auf der kognitiven Ebene bestehen bei *Schizophrenen, Depressiven* und Patienten mit einem *organischen Psychosyndrom* und bei *Neurosen* häufig das Gefühl, nicht richtig oder nur noch mühevoll denken zu können; Erschwerung einer Intentionalität der Gedanken auf ein Denkziel hin; Einfallsarmut und Denkverlangsamung. In den gleichen Zusammenhang gehören die *psychotischen Minussymptome* mit Herabsetzung des Leistungsniveaus, der Spannkraft, Energie, Ausdauer, des Antriebs, der Entschlußfähigkeit sowie Gleichgültigkeit, Mattigkeit und Unsicherheit. Sie können ausmünden in Gefühlsverarmung, Kontaktschwäche, Zaudern, Interesselosigkeit, Lethargie und Apathie.

Zu *strukturellen Eigentümlichkeiten* bei Personen mit einer späteren „Involutionsdepression" gehören u. a. Neigung zur Introversion, Unfähigkeit zur Entäußerung, Kontaktschwäche, rasche Resignation und geringe Flexibilität. Von schwerer Depressiven werden krankhafte Erscheinungen im allgemeinen als endgültig und als nicht mehr veränderbar erlebt, eine Beobachtung, auf die auch von anderer Seite hingewiesen worden ist (Kruse 1989). Vielen Depressiven mangelt es an der Fähigkeit, über ihre Zukunftsperspektive und deren Beurteilung, ob sie als positiv oder negativ eingeschätzt wird, kritisch zu reflektieren.

Die beschriebene Unverrückbarkeit, von der depressive Ältere im Zusammenhang mit ihrer krankhaften Störung überzeugt sind oder der sie sich ausgeliefert sehen, macht Einstellungen wahrscheinlich, die vom Wollen, vom aktiven Willensentschluß einer suizidalen Entscheidung abweichen. Die bezeichnete Psychopathologie depressiver Syndrome und psychotischer Basisstadien und -störungen sowie Minussymptome kann Haltungen erklären, die dem depressiven Älteren eine Entscheidungsfähigkeit, leben oder sterben zu wollen, unmöglich machen. Als Folge davon verharrt der Depressive in einem Stadium der Entscheidungs- und Entschlußunfähigkeit und ist – vereinfacht ausgedrückt – mehr oder weniger denk-, gefühls- und handlungsunfähig.

Thanatologie

Auf diesen Themenkreis soll hier nur am Rande eingegangen werden. Er ist nicht Gegenstand des Symposions. Sterben und Tod berühren jedoch mein Thema, und zwar zunächst im Zusammenhang mit der Besprechung der sogenannten *Sterbephasen*. Elisabeth Kübler-Ross (1971) verweist auf die in der ersten Phase erkennbare Haltung des Nicht-wahrhaben-Wollens und der Isolierung. Sie seien Mechanismen des Ausweichens und der Unfähigkeit der Akzeptation. In der vierten Phase der Depression ist eine Verleugnung nicht mehr möglich. Wittkowski (1990) erwähnt das Drei-Phasen-Modell von A. D. Weismann (New York) aus dem Jahr 1972. Danach ist die dritte und letzte Phase, wenn medizinische Maßnahmen als sinnlos erachtet und eingestellt werden, durch Erschöpfung und Verlust von Kontrolle und Autonomie gekennzeichnet. Nach Kruse (1988) finden Erleben und Auseinandersetzung mit Sterben und Tod bei älteren Patienten mit *chronischer Krankheit* neben anderen in zunehmender Resignation und Verbitterung; im Bemühen, die Bedrohung der eigenen Existenz nicht in das Zentrum des Erlebens treten zu lassen, und im Zustand einer tiefen Depression statt. Letztere führt zur *„Hinnahme"* des Todes. Hinnahme als die Unausweichlichkeit, sich in das Unvermeidliche des Sterbens zu fügen, ist mit Resignation, Aufgabe von Interessen und Rückzug verbunden. Resignation deutet Kruse als ein Phänomen, das wir als Ausdruck *psychischer Letalität* umschreiben wollen. Zu der in diesem Zusammenhang erwähnten Unschlüssigkeit des Patienten, er fürchte einerseits den Tod wegen seiner Endgültigkeit, andererseits wünsche er ihn herbei, weil er von seinen krankheitsbedingten Qualen befreit sein wolle, trete das Erleben der Angehörigen durch den Älteren, die er als gleichgültig wahrnehme.

A. P. L. Prest (1970) verweist in seinem Buch „Die Sprache der Sterbenden" im Kapitel „Ambivalente Haltungen dem Tode gegenüber" auf die Einmaligkeit, die individuelle Gefühlsreaktion und die innere Gestimmtheit, von denen die Einstellung zum Sterben abhängig ist. Prest spricht vom *„Sowohl-als-auch"* als Antwort auf die Herausforderung des Sterbens und beschreibt die *Ambivalenz* anhand von Fallbeispielen. Eine Aussage, die unmittelbar unsere Überlegungen zum Fatalismus berührt, lautet: „Angesichts meiner Erkrankung möchte ich sterben, aber eigentlich möchte ich doch leben." Die Ambivalenz ist in ihrer lebensbejahenden Form häufig auch abhängig von der Beziehung zu den Angehörigen. Im Gefüge der sozialen Interaktionen des schwerkranken Sterbenden – so ist zu ergänzen – dürfte das Ja zum Weiterleben von der funktionierenden Sozialbeziehung abhängen, das Nein zum Weiterleben von sozialer Isolation, Rückzug und Entmutigung geprägt sein. Wittkowski (1978) spricht von der *„Gleichgültigkeit"* gegenüber Tod und Sterben. Der Betroffene gebe zu Tod und Sterben weder eine positive noch eine negative Stellungnahme ab. Wittkowski fand in seinen Untersuchungen unter den Probanden mit Gleichgültigkeit auch geriatrische Patienten, die prämorbid zu den passiv-abhängigen Persönlichkeiten gehörten, sowie Hochbetagte, die auf das „Reizwort Tod" weder positiv noch negativ reagiert haben. Bei Kindern könne Gleichgültigkeit gegenüber Sterben und Tod Ausdruck von Ignoranz, bei Erwachsenen Flucht vor der Realität sein, der sich die Personen nicht gewachsen fühlen. Gleichgültigkeit als Selbsttäuschung und Gleichgültigkeit als euphemistische Realitätsflucht aufgrund vorhandener Angstneurose ist psychodynamisch nicht dasselbe wie Gleichgültigkeit als Angstabwehr oder im Zusammenhang mit dem nachfolgend zu besprechenden Fatalismus.

Auch Munnichs (1989) benutzt in seiner Abhandlung von Verhaltensweisen von Langzeit-Terminalpatienten bei der Analyse ihrer Verarbeitung der Endlichkeit und ihrer Auswirkungen die Bezeichnung „*Ambivalenz*". Der in der ersten Phase der Auseinandersetzung erkennbaren Ambivalenz folge in der zweiten Phase die Neigung, der Konfrontation auszuweichen. Aber auch in der letzten Phase vor dem Tod finden sich nach Munnichs unterschiedliche Haltungen wie z. B. „Sterben wegschieben und auf Abstand halten", „passive Hinnahme und sich fügen", „Standortbestimmung angesichts der Zukunftsaussichten" oder „die Rolle des Sterbenden auf sich nehmen". Schwierigkeit des Akzeptierens, Angst, Nicht-darüber-Sprechen und Ambivalenz traten in 18,3 % der Fälle (21,1 % Frauen; 14,6 % Männer), abwehrende Reaktion und Verleugnung in 11,5 % der Fälle (11 % Frauen; 12,2 % Männer) auf. – Einen interessanten Exkurs hat schließlich noch Stumpfe (1975) unternommen. Am Beispiel des *„psychogenen Todes"* (bei Naturvölkern, Kriegsgefangenen, KZ-Häftlingen) fand er aufgrund der Aussichtslosigkeit der Existenz ein *passives Verhalten*. Die Betroffenen lassen sich sterben. Ihre Einstellung ist durch Interesselosigkeit, Untätigkeit und Rückzug gekennzeichnet und erfüllt somit nicht jene Konditionen, wie sie für die suizidale Einstellung charakteristisch sind.

Aus der Thanatologie und der Thanatopsychologie sind innerhalb der Beschäftigung mit Sterben und Tod und insbesondere innerhalb der Sterbephasen Einstellungen empirisch nachweisbar, die als Nicht-wahrhaben-Wollen, Ausweichen, Unschlüssigkeit, Gleichgültigkeit, passive Hinnahme, Unfähigkeit zur Akzeptation, Ambivalenz und Resignation in Erscheinung treten. Sie markieren unterschiedliche emotionale und kognitive Ebenen, auf denen sich auch der Fatalismus ansiedelt.

Fatalismus

Der Begriff Fatalismus ist gewiß austauschbar und kann zur Disposition gestellt werden. Mit Fatalismus soll eine Haltung des depressiven Älteren umschrieben werden, wenn er, nach Suizidalität, Sterben und Tod befragt, ausweichend und etwa wie folgt antwortet: „Ich weiß nicht, ob ich mir das Leben nehmen will. Es ist mir gleichgültig, ob ich lebe oder tot bin. Am liebsten würde ich eigentlich sterben." Erkennbar ist aus dieser Aussage zwar durchaus ein Sterbewunsch. Dieser Wunsch zu sterben wird jedoch nicht eindeutig formuliert. Der Patient verharrt in Unverbindlichkeit. Inwieweit sich hinter seiner Äußerung doch der Wunsch zu leben verbirgt, ist kaum präzis auszumachen.

Mit Fatalismus ist das Fehlen einer klaren und exponierten eindeutigen Einstellung bzw. Aussage gegenüber Leben und Sterben gemeint. Der depressive Patient überläßt sich gewissermaßen dem Schicksal. Viktor-Emil v. Gebsattel (1954) versteht unter Fatalismus ebenfalls die passive Einstellung, das Gestorben-Werden, eine Haltung, die ähnlich wohl auch dem „psychogenen Tod" zugrundezulegen ist. Der Suizident will demgegenüber selber Hand an sich legen. Für den Suizidenten ist nach v. Gebsattel der Tod ein Akt der Freiheit, d. h. einer Freiheit als das Verfügen-Können über sich selbst und sein Schicksal, also nicht die Passivität, sondern die aktiv bedachte Freiheit zum Handeln. Einstellungen, die auf Fatalismus in der von uns gemeinten Weise hindeuten, haben wir aus der *Suizidforschung* (Ringel 1984) und früher schon von Hufeland (1798) zitiert. In der *Psychopathologie* erscheinen Berührungspunkte zum Fatalismus bei der Beschreibung der Psychosen, ihrer Basisstadien, Basisstörungen und Minussymptome. Die *Thanatopsychologie* geht auf Einstellungen, die dem Fatalismus vergleichbar sind, im Zusammenhang mit den Sterbephasen (vgl. Kruse 1988, Kübler-Ross 1971, Munnichs 1989), der Korrelation mit Hochaltrigkeit (vgl. Prest 1970, Wittkowski 1978) und der Korrelation mit schwerer körperlicher Erkrankung (vgl. Kruse 1988, Munnichs 1989, Wittkowski 1978) ein. Es ist nicht anzunehmen, daß es sich bei diesem Phänomen um einen reinen *Abwehrmechanismus* handelt, wie er bei neurosenpsychologisch erklärbaren Verhaltensweisen vorkommt. *Negation* (= Verneinung) und *Verleugnung* als Abwehr von Angst scheiden ebenso aus wie *Rationalisierung*. Wenngleich bei vielen psychiatrischen Syndromen vorkommend, so sind doch besonders häufig bei neurotisch gebahnten krankhaften Störungen, bei abnormen Reaktionen und hysterischen Erscheinungen, bei Kindern und auch bei Schwachsinnigen andere Phänomene anzutreffen, die als *Emotions-Stupor* bezeichnet werden. Infolge starken Affekts kann es bei diesen Personen zu völligem Erlöschen aller Antriebs- und Willensäußerungen kommen. Im Zusammenhang mit *Katastrophenreaktionen* können vorübergehend akuter Verlust von Gefühlen, Derealisations- und Depersonalisationserscheinungen auftreten. Die Betroffenen verhalten sich auffallend unbeteiligt, sind stumpf und apathisch. Ein Analogon dazu dürfte der im Tierreich bekannte *Flucht- und Totstellreflex* sein, der sich auf einer primitiveren Ebene der Emotionalität abspielt, aber auch bei neurotischen und hysterischen Störungen, im Rahmen einer psychotischen Katatonie und als abnorme Reaktion auf Extrembelastung vorkommen kann.

Die Psychodynamik der *Regression*, wie sie auch im Zusammenhang mit dem präsuizidalen Syndrom besprochen worden ist (Ringel 1984) − verstärkte Abhängigkeit von der Umwelt, Gefühl des Nicht-Verstandenseins, des Allein-Gelassenseins, des Sich-Zurückziehens − ist allzusehr auf das neurosenpsychologische Geschehen konzentriert, als daß sie auf die Reaktion des schwerer depressiv erkrankten Älteren anwendbar wäre. Unbestreitbar mögen zwar neurotische Bahnungen und Hintergründe auch bei depressiven Syndromen eine Rolle spielen. Sie beschränken sich jedoch weitgehend auf den psychodynamisch verstehbaren Anteil des Entstehungsbündels sogenannter neurotischer Depressionen und depressiver Reaktionen bzw. sind bei der Erklärung einiger depressiver Inhalte und Themen hilfreich.

Die Erörterung von Abwehrmechanismen gegen Angst macht eine gesonderte Besprechung des Phänomens *Angst* erforderlich. Bei den von uns befragten Patienten waren Angst, Ängstlichkeit als sogenannte freiflottierende Empfindungen sowie Furcht vor ... als zielgerichtete Gefühle vorhanden. Sie stellen jedoch nicht mehr und nicht weniger Einzelsymptome innerhalb eines ganzen Katalogs weiterer, der depressiven Störung zugehöriger krankhafter Erscheinungen dar. Neben Angst und Furcht geben die depressiven Patienten Insuffizienzgefühl, Gefühl der Entmutigung, vermindertes Selbstwertgefühl, Ohnmacht u. v. a. m. an, mit denen sie ihrem krankheitsbedingten personalen Wertverlust und ihrer Enttäuschung Ausdruck geben wollen. Innerhalb schwerster melancholischer Zustände beobachteten wir auch das Phänomen „Angst vor dem Nichts" und der „leeren Angst".

Angst als Symptom der Depression behindert die aktive Auseinandersetzung des Patienten mit den Themen Suizid, Sterben und Tod. In diesem Zusammenhang ist anzunehmen, daß der depressive Ältere Angst vor der Entscheidung für oder gegen

Suizid, Sterben und Tod hat. Angst behindert ihn auch, eine klare Position gegenüber dem Sterbewunsch zu beziehen. Angst nimmt beim Depressiven den Charakter eines konstitutiven Elements an. Der Patient kann sich nicht mehr auseinandersetzen, sondern ist vielmehr in seiner Angst befangen. Als weiteres krankhaftes Symptom kommt totales *Desinteresse* des schwer depressiven Älteren hinzu. Er zeigt kein Interesse, sich überhaupt mit Fragen wie Suizidalität, Sterben und Tod zu beschäftigen. Desinteresse kann zugleich mit *Apathie* und *Indolenz* des Depressiven einhergehen. Gleichgültigkeit, Unempfindlichkeit und Abstumpfung bei Schwerkranken lassen auch eine Auseinandersetzung mit Angst und Reaktion auf Angst nicht zu. Im Zusammenhang mit der ebenfalls beim Depressiven zu beobachtenden *Entschlußunfähigkeit* ist dem Kranken jegliche Möglichkeit genommen, Entschlüsse im gedanklichen und Handlungsbereich zu fassen und umzusetzen. Er ist nicht in der Lage, sich gedanklich und handelnd mit der Perspektive über Leben oder Sterben auseinanderzusetzen oder – m. a. W. – über Leben und Tod zu beschließen.

Voraussetzung von Entschlußlosigkeit bzw. -unfähigkeit ist die vielen depressiven Patienten eigene *Hemmung*. Über psychomotorische Verlangsamung kann es zur totalen Hemmung kommen. Der Depressive wirkt verlangsamt und gehemmt im Denken, Handeln und Reagieren sowie in seiner körperlichen Motorik. Im Extremfall bildet sich ein *depressiver Stupor* aus: der Kranke spricht nicht, bewegt sich nicht, kann sich nicht besorgen. Es tritt ein Verlust sämtlicher psychischer Funktionen ein. Der Patient ist willenlos, entschlußlos und bewegungslos. Seine Emotionalität ist erstarrt und ausgeschaltet. Er wirkt reaktions- und regungslos. Der Depressive zieht sich zurück und verweigert sich.

Zustände schwerer depressiver Hemmung ziehen zwangsläufig *Unvermögen* nach sich. Reiner (1974) spricht in anderem Zusammenhang von *Depotenzierung*, ein Begriff, der auch auf den gehemmt Depressiven übertragen werden kann, insofern er sich von Bedeutung und Wert seiner Entscheidung für oder gegen Leben oder Tod *nicht* berühren *lassen kann*. Als Folge davon kann eine *scheinbare Bagatellisierung* der alternativen Auseinandersetzung vorgetäuscht werden. Auf der anderen Seite ist der gehemmt Depressive nicht fähig, irgendwelche Entschlüsse zu fassen und Entscheidungen zu treffen. Er ist nicht in der Lage, sich leiten, ablenken und tangieren zu lassen. Er ist unfähig zur Reflexion und verharrt in seinem mit der depressiven Hemmung erklärbaren *Nicht-Können*. Darüberhinaus ist zu vermuten, daß der depressiv Gehemmte auch zu einer Auseinandersetzung mit *Verlusten* einschließlich dem Verlust der eigenen psychischen Aktivität und Entscheidungsfähigkeit nicht befähigt ist.

Depressiver Sinnverlust, Nihilismus, Verweigerung und Isolation können sich als Ausdruck schwerer depressiver Hemmung im kognitiven und emotionalen Bereich und seinen sozialen Konsequenzen formieren. Ihnen gegenzusteuern, fehlen dem Depressiven die aktiven Anteile seines Denkens, Wahrnehmens, Wollens, Fühlens und Handelns. Infolge seiner Hemmung verliert der Depressive die Fähigkeit, sich mit Fragen wie Suizidalität, Sterben und Tod zu beschäftigen, mit Angst umzugehen und ggf. Angst zu bewältigen. Der Depressive ist nicht imstande, zwischen Leben-Wollen und Sterben-Wollen abzuwägen, die Alternative Leben und Sterben gedanklich und emotional zu durchdringen und sich überhaupt die Alternative Tod und Leben vorzustellen. Es ist zu vermuten, daß Beziehungen eines solchen Verhaltens von Hemmung und totaler Entleerung zu anderen depressiven Symptomen wie *Depersonalisation* und *Derealisation* bestehen. Beiden genannten Erscheinungsbildern ist das Gefühl der Entfremdung eigen. Der ältere Depressive mit Fatalismus geht gleichfalls seines

Selbst- und Fremderlebens verlustig und kann sich, seine Umwelt und seine Positon nicht mehr klar identifizieren. *Nihilismus* kann nur dann beobachtet werden, wenn möglicherweise Reste von Reflexionsfähigkeit vorhanden sind.

Der *Sterbende* will im allgemeinen von den Personen seiner Umwelt getragen sein. Der *depressiv Gehemmte* kann sich nicht tragen lassen. Der Sterbende will im allgemeinen sprechen. Der depressiv Gehemmte *kann* wegen seiner Hemmung *nicht sprechen* oder *kann* in noch schwereren Zuständen von Hemmung *nicht sprechen wollen*.

Mit Fatalismus ist der Verlust der Entschluß- und Entscheidungsfähigkeit umschrieben. Entscheidungs- und Entschlußfähigkeit dürften beim *Suizidenten* vorhanden sein, beim depressiv Gehemmten nicht. Aufgrund ihres Unvermögens konnten einige der von uns befragten Patienten wohl deutlich machen, daß sie eigentlich doch lieber sterben wollten. Ihre Aussage trug jedoch einen höchst vagen Charakter und wurde u. U. auch mehrfach widerrufen. Die Antwort auf die Frage nach Leben und Sterben blieb letztlich unverbindlich und hatte keinerlei Perspektive. Als Folge von *Ambivalenz* bestehen eigentlich miteinander unvereinbare Gefühle, Vorstellungen, Wünsche und Absichten, soweit sie überhaupt ermittelt werden konnten, gleichzeitig und nebeneinander. Ambivalenz verhindert die präzise Bestimmung der Position. Einer klaren Unterscheidung, Abgrenzung und Entscheidung steht die *depressive Hemmung* im Wege. Der depressive Ältere kann sich weder entscheiden noch kann er infolge seiner Hemmung überhaupt entscheiden *wollen*.

Der Auftrag an Angehörige, Ärzte und Pflegepersonal geht in Richtung einer Auflösung der depressiven Hemmung, ggf. auch mit medikamentösen Mitteln, um Gesprächs-, Reflexions- und Entscheidungsfähigkeit des Patienten wiederherzustellen. Fatalismus im Kontext mit Hinnahme und Passivität muß sicher noch hinterfragt werden, inwiefern er auch mit der Entwicklung bestimmter Merkmale der *alternden Persönlichkeit* zusammenhängt. Aus dem Querschnitt des klinischen Alltags erscheint jedoch die Beobachtung eines engen Zusammenhangs von depressiver Hemmung und Fatalismus als eine praktikable Erklärung, weil sich fatalistische Einstellungen auflösen, wenn sich die depressive Hemmung im Rahmen einer Therapie zurückbildet.

In seiner Schrift über „Die Krankheit zum Tode" aus dem Jahr 1849 stellt Sören Kierkegaard (1962) Fatalismus in die enge Beziehung zur ethischen Begründung des „Determinismus", d. h. einer feststehenden Vorausbestimmtheit aller Ereignisse und Willensbestimmungen. Kierkegaard beschreibt den Depressiven und den Verzweifelten als Menschen, die nicht glücklich und froh werden können. Über ihnen brüte ein Fatum. Der Fatalist habe den Glauben und den Bezug zum Sinn verloren. Wir meinen, daß diese Auffassung durchaus auch auf das Unvermögen des depressiv Gehemmten übertragbar ist und daß der Zustand krankhafter Hemmung dem betroffenen Patienten auch die Antwort auf die Frage nach dem Glauben an Gott und den Sinn verschließt.

Zusammenfassung

Die Unfähigkeit älterer Depressiver, sich klar und eindeutig auf die Frage nach Suizidalität und Sterben zu äußern und sich für Tod oder Leben zu entscheiden, wird als Fatalismus bezeichnet. Fatalismus steht in engem Zusammenhang mit Ambivalenz. Ambivalenz ist in diesen Fällen jedoch nicht neurosenpsychologisch, sondern mit depressiver Hemmung zu erklären.

Schlüsselwörter

Suizidalität; depressives Syndrom; Fatalismus; Krise; Ambivalenz

Tendency to suicide, death wish, and fatalism of depressive sick old people

Summary

Elderly patients with depression are often incapable of answering questions about suicide, dying, and survival; they are not able to be decisive about dying or living. Their inability to decide is characterized as fatalism. This phenomenon is connected with ambivalence, not as a neurotic symptom, but as a result of depressive inhibition.

Keywords

Suicidal tendencies; depressive syndrome; fatalism; crisis; ambivalence

Literatur

1. Armbruster B (1986) Zum Problem des Suizids unter besonderer Berücksichtigung intraindividueller Fluktuationen im Krankheitsverlauf endogener Psychosen. In: Huber G (Hrsg) Zyklothymie – offene Fragen. 2. Hans-Jörg-Weitbrecht-Symposion, 22. 6. 1985 in Bonn. Tropon, Köln, 47 – 52
2. Gebsattel VE v (1954) Prolegomena einer medizinischen Anthropologie. Ausgewählte Aufsätze. Springer, Berlin, Göttingen, Heidelberg
3. Haenel T, Pöldinger W (1986) Erkennung und Beurteilung der Suizidalität. In: Kisker KP, Lauter H, Meyer JE, Strömgren E (Hrsg) Psychiatrie der Gegenwart, Band 2: Krisenintervention, Suizid, Konsiliarpsychiatrie. Springer, Berlin, Heidelberg, New York, Tokyo, 3. Aufl, 107 – 132
4. Hufeland CW (1798) Die Kunst, das menschliche Leben zu verlängern. Schaumburg und Compagnie, Jena, Wien, 2. Aufl
5. Kierkegaard S (1962) Die Krankheit zum Tode. Rowohlts Klassiker, Reinbek bei Hamburg
6. Kruse A (1988) Die Auseinandersetzung älterer Menschen mit chronischer Krankheit, Sterben und Tod. In: Kruse A, Lehr U, Oswald F, Rott C (Hrsg) Gerontologie. Wissenschaftliche Erkenntnisse und Forderungen für die Praxis. Beiträge zur II. Gerontologischen Woche, Heidelberg, 18. – 23. 6. 1987. Peutinger/Pfeiffer, München, 384 – 426
7. Kruse A (1989) Psychologie. In: Bergener M (Hrsg) Depressive Syndrome im Alter. Theorie – Klinik – Praxis. Thieme, Stuttgart, New York, 1 – 25
8. Kübler-Ross E (1971) Interviews mit Sterbenden. Kreuz-Verlag, Stuttgart, Berlin
9. Meyer JE (1979) Todeskampf und das Todesbewußtsein der Gegenwart. Springer, Berlin, Heidelberg, New York
10. Munnichs JMA (1989) Sterben und Tod. In: Platt D, Oesterreich K (Hrsg) Handbuch der Gerontologie, Band 5: Neurologie, Psychiatrie. Fischer, Stuttgart, New York, 461 – 471
11. Oesterreich K (1990) Der depressive Wahn im Alter: Psychopathologie und biographischer Hintergrund. In: Schmitz-Scherzer R, Kruse A, Olbrich E (Hrsg) Altern – ein lebenslanger Prozeß der sozialen Interaktion. Steinkopff, Darmstadt, 281 – 288
12. Payne EC (1975) Depression and suicide. In: Howells JG (ed) Modern perspectives in the psychiatry of old age. Brunner/Mazel Publ, New York, 290 – 312
13. Prest APL (1970) Die Sprache der Sterbenden. Vandenhoeck und Ruprecht, Göttingen

14. Reiner A (1974) Ich sehe keinen Ausweg mehr. Suizid und Suizidverhütung. Konsequenzen für die Seelsorge. Kaiser, München – Grünewald, Mainz
15. Ringel E (1984) Die Rolle der Regression in der Psychopathologie und in der Therapie der Selbstmordtendenz. In: Heinrich K (Hrsg) Psychopathologie der Regression. 5. Düsseldorfer Symposion, 7. – 8. 5. 1982. Schattauer, Stuttgart, New York, 113 – 126
16. Stumpfe KD (1975) Psychogener Tod und Selbstmord. Münch med Wschr 117: 473 – 476
17. Wittkowski J (1978) Tod und Sterben. Ergebnisse der Thanatopsychologie. Quelle und Meyer, Heidelberg
18. Wittkowski J (1990) Psychologie des Todes. Wissenschaftliche Buchgesellschaft, Darmstadt

Anschrift des Verfassers: Prof. Dr. K. Oesterreich, Psychiatrische Universitätsklinik Heidelberg, Sektion Gerontopsychiatrie, Voßstr. 4, D-6900 Heidelberg

Psychotherapeutische Behandlungskonzepte und Erfahrungen mit suizidalen Älteren

M. Teising

Fachbereich Sozialarbeit, Fachhochschule Köln

Einleitung

Immer wieder wird das Recht des alten Menschen auf eine nicht pathologisierte Selbsttötung eingefordert (siehe Munnichs in diesem Band). Es wird von Bilanzsuizid gesprochen und davon, daß diejenigen, die Therapie anbieten, sich legitimieren müssen. Es wird die Frage gestellt, ob es nicht eine Anmaßung ist, wenn Jüngere den Alterssuizid verhindern wollen. Auch im Deutschen Ärzteblatt wurde 1990 diskutiert, ob man suizidalen alten Menschen überhaupt helfen sollte und dabei die sehr ernstzunehmende Frage gestellt: „Bei wievielen, die nach einem Suizidversuch ‚gerettet' werden, können die inneren und äußeren Umstände wirklich verändert werden, daß der Betroffene lebenswillig wird?" (BMJFFG 1988). Ich möchte die Möglichkeit und das Recht auf einen selbstgewählten Tod nicht in Frage stellen. Es geht nicht um Verhinderung des Suizids um jeden Preis. Meine Erfahrungen, die bestimmt sind durch die Begrenzung meines medizinischen, psychiatrischen und psychoanalytischen Arbeitsfeldes, haben mich aber ausnahmslos mit Menschen in Kontakt gebracht, die eben nicht frei gewählt haben, sondern in großer innerer und/oder äußerer Not, verbunden mit dem Erlebnis einer tiefen Kränkung lebten und keinen anderen Ausweg wußten. Herr Pohlmeier hat mündlich mitgeteilt, daß auch Jean Améry, der prominenteste Verfechter eines frei gewählten Todes, lebenslang gekennzeichnet durch seinen KZ-Aufenthalt, sich nach einer aktuellen Kränkung suizidierte.

Aus der Literatur wissen wir, daß fast alle Suizide angekündigt werden. Diese Ankündigung ist Ausdruck der Ambivalenz, sie enthält einen Hilfsappell, sonst könnte sie unterbleiben. In diesen Situationen Menschen Hilfe vorzuenthalten wäre zutiefst inhuman, und das Versagen dieser Hilfe mit dem Alter zu begründen entspricht der gesellschaftlichen Abwertung unserer Alten. Ihr Leben wird damit als lebensunwert eingestuft – sollen sie sich doch ruhig umbringen, es wird indirekt sogar von ihnen gefordert, allerdings nicht in meiner unmittelbaren Nähe. Geschehen Suizide etwa bei unseren Angehörigen, fühlen wir uns schuldig betroffen, oder wenden uns ab, wollen nichts damit zu tun haben.

Entsprechend dieser Einstellung gibt es zwar systematisierte Methoden organmedizinischer Grundversorgung nach Suizidversuchen und auch anerkannte Regeln psychiatrischer Krisenintervention, aber es gibt so gut wie keine erprobten Konzepte und Erfahrungsberichte von Psychotherapien mit älteren Suizidenten, in denen es um die menschliche Beziehung geht.

Erlemeier (1988) hat ein Modell entworfen, das sich an der life event Forschung orientiert. Er schlägt vor:
1. Auf die äußeren Lebensbedingungen einzuwirken, im Sinne sozialpolitischer Gestaltung, besonders in Form der Altenhilfe. Er hält
2. kleine soziale Netzwerke für notwendig und schlägt
3. den Abbau negativer Selbstzuschreibungen und eine Stärkung des Selbstwertgefühls vor.

Allerdings werden keine praktisch-therapeutischen Erfahrungen berichtet. Ich möchte Ansätze eines therapeutischen Konzeptes für Alterssuizidenten vorstellen, das von einem psychoanalytischen, speziell objektbeziehungstheoretischen Verständnis des Suizids ausgeht. Das daraus ableitbare therapeutische Vorgehen bestimmt die akute Krisenintervention ebenso, wie längerfristige psychotherapeutische bzw. psychosoziale Behandlungen. Zunächst möchte ich die psychodynamischen Grundlagen beschreiben, woraus sich die Ansatzpunkte für ein konfliktbezogenes therapeutisches Vorgehen ergeben. An einem Beispiel möchte ich die Notwendigkeit herausstellen, gerade bei älteren Suizidenten gleichzeitig mit sozialen Interventionen zu arbeiten. Dann möchte ich mit Ihnen über sozialpolitische Notwendigkeiten nachdenken.

Zum psychoanalytischen Verständnis

„Kein Neurotiker verspürt Selbstmordabsichten, der solche nicht von einem Mordimpuls gegen andere auf sich zurückwendet." schrieb Freud (1916, S 428 f.).

Wie Abraham (1917, 1924) und nach ihm bis heute alle anderen Autoren, die sich mit psychologischen Aspekten des Selbstmordes befassen, stellte Freud den Suizid in einen psychologischen Zusammenhang mit der Depression. Nach psychoanalytischem Verständnis ist eine Depression die krankhafte Reaktion auf ein Verlusterlebnis. Verlorengegangen ist ein Objekt, das nach dem Typ der narzißtischen Objektwahl gewählt und mit suchtartiger Abhängigkeit besetzt wurde. Unter Objektverlust ist nicht nur der Verlust einer realen Person zu verstehen, sondern auch der Verlust hochbesetzter Werte, eigener Fähigkeiten oder ähnlichem, der als kränkend erlebt wird und Aggressionen mobilisiert. Das Individuum steht in einem Konflikt zwischen seinen aggressiven Impulsen und seinen verbietenden Über-Ich-Instanzen. Das jetzt zusätzlich gefährdete Objekt wird schützend introjeziert und die Aggression gegen sich selbst gewendet. Durch die Wendung der Aggression gegen die eigene Person wird dieser Konflikt zu lösen versucht. Das Verhältnis von Täter und Opfer ist verwischt.

Nach der späteren Freudschen Theorie ist die destruktive Aggressivität Ausdruck des Todestriebes. Seine Energie wird auf äußere Objekte gerichtet und durch die Mischung mit libidinösen Triebenergien neutralisiert. In einer Selbstmordsituation bricht der psychische Apparat zusammen, die Fähigkeit des nach außen Richtens und des Mischens geht verloren, es kommt zur Triebentmischung und Selbstzerstörung (Freud 1930).

Freuds Überlegungen zum Selbstmord enthalten, neben dem Aspekt der Aggressivität, die psychischen Vorgänge der Regression, der Desorganisation und der spezifischen Form der Objektbeziehung. Er benennt die Hilflosigkeit, Abhängigkeit und die spezifische Form der Objektbeziehung suizidaler Menschen. Von dieser Theorie wurden insbesondere Menninger (1938), Melanie Klein (1935), Guntrip (1968) und Rosenfeld (1985) inspiriert. Der aggressive Aspekt suizidalen Geschehens stand entsprechend ihrer theoretischen Konzepte auch lange im Mittelpunkt der therapeutischen Bemühungen. In der psychotherapeutischen Behandlung von Suizidenten konnte das Bewußtwerden aggressiver Impulse bei Menschen in depressiver Gemütslage quälende Schuldgefühle verstärken und suizidale Tendenzen sogar noch fördern. Ein wichtiger Fortschritt für die Behandlung war die Fokussierung auf die Erkenntnis, daß es in suizidalen Krisen um eine spezifische Aggression, nämlich um Wut aufgrund einer narzißtischen Kränkung, geht. Die Kränkung entsteht durch den Verlust eines Objektes, das unbewußt und überwiegend zur Stärkung des eigenen Selbstwertgefühls gewählt worden war. Beim Verlust stellt sich das Ohnmachtsgefühl ein, dem der Suizident zu entkommen versucht. Er flieht in eine harmonische Welt ozeanischen Glücksgefühls, wie die Phantasien von Suizidenten belegen. Er ist damit nicht mehr ohnmächtig, sondern allmächtig. Suizidenten wollen *so* nicht weiterleben, sie suchen Frieden und Geborgenheit, sie wollen Ruhe, nicht den Tod. Sie unterscheiden ihren Suizid vom Sterben, das als schrecklich vorgestellt wird. Henseler faßt diese veränderte Sichtweise so zusammen: „Eine ... Regel besagt, daß die Suizidhandlung als Akt der Autoaggression die pathologische Verarbeitung gegen die eigene Person darstellt ... Dies ist die bekannteste Regel ... Eine zweite Regel spezifiziert die erste: Es geht nicht um irgendeine Wut, sondern um Wut aufgrund einer narzißtischen Kränkung. Denn sprichwörtlich führt Kränkung zu ohnmächtiger Wut, zu Wut von einer solchen Intensität, daß man sich ihr gegenüber ohnmächtig fühlt." (1974, S 75).

Das Selbstwertgefühl hängt eng mit den Objektbeziehungen zusammen. Ihr Verhältnis zueinander bestimmt die Dynamik des Alterssuizids. Mit zunehmendem Alter werden wir mit der Kluft zwischen idealem und aktuellem Selbstbild immer häufiger konfrontiert. Haben wir dann genug internalisierte Objekte, die unser Selbstwertgefühl stabilisieren? Sind wir fähig, uns mit befriedigenden Erlebnissen anderer zu identifizieren, oder ist es nicht gelungen, diese wichtige Voraussetzung für Zufriedenheit im Alter zu erwerben? Ist das Selbstwertgefühl labil und lebt das Selbst von der immer wieder neuen suchtähnlichen Introjektion der Objekte, werden bei Ausbleiben neuer Bestätigung schwere Neid- und Eifersuchtsgefühle mobilisiert. „Der Haß gegen das Neue ist der Haß gegen die Jugend. Ein Lösungsversuch dieses Konfliktes der Alten mit den Jungen besteht oft in der erhöhten narzißtischen Besetzung des über-Ichs, besonders des Ich-Ideals. Am Bewährten wird festgehalten, mit der Gefahr der Erstarrung der Zwanghaftigkeit und der Intoleranz." (Kernberg 1988, S 139).

Ein normal entwickelter Narzißmus und entsprechend gestaltete Objektbeziehungen erlauben es hingegen, die Zeichen des Alters und seine Verluste ohne Verleugnung und ohne das Gefühl vernichtender Angst zu erleben. Verluste können betrauert werden, wenn gute innere Objekte das Gefühl vermitteln, daß „innere Ressourcen ausreichen, um sich weiterhin bejahen und auf die eigenen Fähigkeiten zur Wiederherstellung eines sinnvollen Lebens verlassen zu können." (Kernberg 1988, S 147).

Reichen die inneren Ressourcen nicht, wird versucht, in einer ewigen Gegenwart zu leben. Das Vergehen der Zeit und das Altern verkörpern dann eine äußere Situation, die auf bestürzende Weise überwältigt, „ohne das normale empfindsame Bewußtsein und die Vorbereitung auf die mit der Zeit erfolgenden Veränderungen." (Kernberg 1988, S 156).

Die äußeren Veränderungen werden so lange wie möglich abwehrend verleugnet, was naturgemäß nur aufschiebenden Charakter haben kann und die Angst vor dem Älterwerden noch mehr steigert.

Im Verlauf des Älterwerdens treten spezifische narzißtische Kränkbarkeiten auf, die bei Suizidenten zum Fokus der Therapie werden müssen. Sie lassen sich entsprechend der psychosexuellen Entwicklungsstufen kennzeichnen und auf bestimmte Lebensphasen im Alter beziehen. Es geht insbesondere um narzißtische Probleme mit dem Inhalt des Akzeptiertseins und Versorgtwerdens, narzißtische Probleme in bezug auf Wert- und Machtvorstellungen, narzißtische Probleme hinsichtlich der psychosexuellen Identität. Diese Problembereiche müssen im Verlauf des Älterwerdens bewältigt werden. Meist zuerst wird die psychosexuelle Identität in Frage gestellt. Mit der Menopause wird für Frauen ein verändertes Verhältnis zur genitalen Sexualität erforderlich. Bei Männern ist diese Identität oft an ihre berufliche Existenz gekoppelt. Eine labile psychosexuelle Potenzidentität kann bei Überschreiten beruflicher Höhepunkte zerbrechen. Durch Labilisierung des psychosexuellen Selbstwertgefühls entsteht eine „phallisch-narzißtische Krise", unter Umständen mit Suizidalität.

Später, mit dem Ausscheiden aus dem Berufsleben, mit geringerem Einkommen oder auch wenn die Kinder das Elternhaus verlassen und die eigenen Eltern sterben, muß das Verhältnis zu Wert und Macht neu bestimmt werden. Dieses Verhältnis wird in der analen Entwicklungsphase geprägt. „Anal-narzißtische Krisensituationen berühren Wert- und Machtfragen. Ihre Bewältigung gehört zum Altwerden", was gerade in unserer Kultur oft nicht gelingt und viel zu häufig in suizidale Krisen mündet. Wahrscheinlich sind Männer gerade in ihrem analen Selbstwert besonders stark von aktuell verfügbaren äußeren Objekten abhängig, so daß ihr Verlust in eine Krise führt. Pohlmeier sprach von der „Außenorientierung der Männer" (vgl. in diesem Band S.59).

Das Gefühl der Geborgenheit, das Urvertrauen und das Gefühl des Akzeptiertseins wird in der oralen Entwicklungsphase geprägt. In dieser Zeit ist der Säugling völlig von der Versorgung durch die Mutter abhängig. Abhängigkeit ist ein Kennzeichen des sehr jungen, aber auch des sehr hohen Lebensalters. Es geht um Fortbewegung und Ernährung, wie in den Tagen der frühen Kindheit. Bei aktuellen und drohenden Objektverlustsituationen, die mit dieser Problematik zusammenhängen, können „oral-narzißtische Krisen" mobilisiert werden.

Die narzißtische Stabilität unterschiedlicher psychosexueller Couleur wird im Prozeß des Alterns gewissermaßen abgeprüft. Wir haben Patienten gesehen, deren Selbstwertproblematik sich sehr genau zu einem dieser drei Problembereiche zuordnen ließ. Welche der narzißtischen Kränkungen von einem bestimmten Individuum nicht verarbeitet werden kann, steht mit der in der Kindheit entwickelten narzißtischen Vulnerabilität bzw. Stabilität in Zusammenhang. Die tägliche Praxis lehrt es uns immer wieder: Nicht die objektive Isolation, der objektive Gesundheitszustand, der objektive Machtverlust sind ausschlaggebend, sondern deren subjektive Wertigkeit, ihre Bedeutung für das Selbstwertgefühl. Natürlich gibt es in unterschiedlichen Biographien unendliche Variationsmöglichkeiten und auch Mischungsverhältnisse. Andererseits ist es aber auch eine Tatsache, daß die stärkste Abhängigkeit wieder im höchsten Lebensalter entsteht, so daß im Sinne eines Lebenszyklus an ein Modell der zirkulären narzißtischen Entwicklung gedacht werden kann.

Die zu bewältigenden Verluste an körperlicher Leistungsfähigkeit, generativen Funktionen oder an sozialen Werten wie Arbeit, Einkommen und Wohnung, des

Partners usw. können, wenn sie die Qualität narzißtischer Objekte besaßen, die Stimmung von hapelessness (Unglück), helplessness und hopelessness (Osgood und Thielmann 1990) auslösen und die Entscheidungs- und Handlungsmöglichkeit einengen. Es entsteht das Gefühl, daß ein Teil des Selbst verloren oder zerstört ist, ohne die Chance zu sehen, Ersatz zu schaffen, und diese Chancen sind mit zunehmendem Alter real reduziert. Dann erscheint es einfacher, sich aus der Realität zu eliminieren, in Allmachtsphantasien zu flüchten, als das Ausmaß der Trauer zu ertragen. Es kommt zum Zusammenbruch der Ich-Funktionen, zu pathologischer Regression mit eingeschränkten Fähigkeiten der Realitätsprüfung, mit direkter Umsetzung regressiver Phantasien, die durch die Suizidhandlung realisiert werden sollen.

Zu solchen Reaktionen neigen im Alter überdurchschnittlich häufig Menschen, die in ihrer frühen Kindheit traumatische Objektverluste erlitten, die ihre damalige Bewältigungsfähigkeit überforderte (Adam 1990). Das Verhalten des Erwachsenen ist das Ergebnis aus frühkindlicher Disposition und der laufenden lebensphasenbezogenen Entwicklungserfahrung.

Bereits Narziß verliebte sich in sein Spiegelbild. Zuvor aber hatte er, wie es heißt, einem Verehrer das Schwert geschickt, durch das dieser umkam. Für seine Aggressivität wurde Narziß gestraft mit unerfüllbarer Selbstliebe, mit Rückzug von den Objekten, ihrer Entwertung und der Hinwendung zur eigenen Person. Er gewann illusionäre Grandiosität und scheinbare Unabhängigkeit um den Preis der Einsamkeit und des teilweisen Realitätsverlustes. Der Seher Teiresias hatte seiner Mutter vorausgesagt: „Narziß wird sehr alt werden – aber nur, wenn er sich niemals selber kennt." Narziß wurde nicht alt, er starb durch eigene Hand, als er sich erkannt hatte. Zur Selbsterkenntnis des Narziß gehörte auch die Tatsache, daß er das Produkt einer Vergewaltigung war, einer destruktiven, nicht einer liebevollen Beziehung.

Das suizidale Moment im Alter ist die zutiefst kränkende Selbsterkenntnis innerer Leere, des Nichtgeliebtwerdens oder Geliebtwordenseins, des Fehlens wirklicher Objektbeziehungen. Die Erkenntnis bringt die Krise. In ihr liegt – wie bei Narziß – die Gefahr des Suizids, aber in seiner Überwindung auch eine therapeutische Chance für weitere Entwicklungsschritte.

Therapeutische Anwendung

Die Anwendung des Konzeptes der narzißtischen Kränkung auf suizidale Alterspatienten in Kombination mit sozialen Interventionen konnten wir im Rahmen des Modellprogramms Psychiatrie in Kassel erproben. Von 1983 bis 1985 habe ich 38 suizidale Patienten im Alter zwischen 60 und 84 Jahren in der Psychiatrischen Institutsambulanz psychotherapeutisch behandelt. Danach habe ich von 1988 bis 1990 52 Patienten im Alter zwischen 60 und 88 Jahren im Rahmen des Psychiatrischen Konsiliardienstes der Städtischen Kliniken Kassel gesehen und mitbehandelt. Wichtig für diese Arbeit war die liaisonähnliche Zusammenarbeit mit den medizinischen Stationen und der enge Kontakt zu den SozialarbeiterInnen/SozialpädagogInnen im Rahmen eines Psychosozialen Teams. Gerade ältere Patienten verlangen häufig nach einer Veränderung im sozialen Umfeld. Ich möchte das an einem Beispiel zeigen:

Es wird ein 72jähriger, ehemaliger Automechaniker gemeldet. Am Telefon erfahre ich vom behandelnden Stationsarzt, daß der Patient mit einer Tranquilizervergiftung aufgenommen worden war. Jetzt sei er wach und klage über diffuse Schmerzen. Der Hausarzt habe gesagt, das kenne er bei dem Patienten seit einigen Jahren, eine organische Diagnose sei ausgeschlossen.

Der Station wird der Patient jetzt wegen seiner Klagen lästig. Er soll entlassen oder verlegt werden. Als Grund für die Tabletteneinnahme habe er die Schmerzen angegeben, für die sich auch nach dem bisherigen Stand der Untersuchungen keine Erklärung finden läßt. Eine psychosoziale Anamnese gibt es auf der medizinischen Station nicht. Zum Gespräch erscheint dann ein altersentsprechend, aber leidend und hager aussehender Mann mit gebeugtem Gang. Er sagt mir, daß ich ihm bestimmt nicht helfen könne. Seine Schmerzen habe er nicht mehr ertragen und deshalb Medikamente genommen. Das werde nicht wieder vorkommen. Nach seiner Lebenssituation befragt erfahre ich, daß vor 3 Jahren seine Frau starb, danach sei alles nur noch „Kampf" gewesen. Er lebt im Hause seiner Tochter und deren Familie. Wie beiläufig erfahre ich, daß der Schwiegersohn am selben Tag ein neues Auto gekauft hat, „völlig unvernünftig". Er habe nicht auf seinen Rat als Autofachmann gehört, es habe alles keinen Sinn mehr. Der Patient verkneift sich bitter die Tränen. Ich habe den Eindruck, den aktuellen kränkenden Anlaß, der „das Faß zum Überlaufen gebracht hat", gefunden zu haben.

Am nächsten Tag erfahre ich in der gemeinsamen Besprechung mit den SozialarbeiterInnen, daß sich die Tochter an den Krankenhaussozialdienst gewandt hat mit der Bitte, einen Heimplatz zu suchen. Ein Zusammenleben sei wegen der dauernden Klagen ihres Vaters seit dem Tod der Mutter für die Familie nicht mehr erträglich. Sie habe aber noch nicht mit ihm geredet. Die Lage des Patienten wird noch verständlicher. Bereits im telefonischen Bericht des Kollegen und dem Geschehen auf der Station stellte sich seine Situation dar: Er klagte heftig und anklagend, das Stationspersonal wollte sich von ihm befreien, ihn verlegen, weil es für ihn nichts tun konnte. Seine Bemerkung zu Beginn: „Ich könne ihm bestimmt nicht helfen", enthält also eine Testfrage. Werde ich ihn am liebsten auch verlegen oder halte ich ihn aus, wenn er mit mir so kränkend verfährt?

Weil es gelungen war, seine abwertende Bemerkung nicht nur persönlich kränkend, sondern auch als Ausdruck seiner Lebenssituation aufzufassen, ergab sich ein Kontakt, der dann ambulant fortgesetzt, in eine 40stündige Psychotherapie über 1 1/2 Jahre mündete.

In diesen Gesprächen wurde deutlich, daß der Patient sich nach dem Tode seiner Frau in der Familie wertlos fühlte. Besonders kränkend war der Kauf eines Autotyps gegen seine Empfehlung am Tage der Tabletteneinnahme. Das Gefühl von Wertlosigkeit im Zusammenhang mit Abgeschobenwerden war für diesen Patienten die Wiederholung eines Traumas aus der frühen Kindheit, als die Mutter ihn 3 1/2-jährig in ein Heim gegeben hatte. Jetzt hatte die Familie dasselbe vor, auch wenn sie mit ihm noch nicht darüber gesprochen hatte. Die Bedeutung dieser Kränkung wurde verständlich.

Noch während des eigens zu diesem Zweck um einige Tage verlängerten Klinikaufenthaltes konnte in einigen Familiengesprächen, die die Sozialarbeiterin führte, ein Arrangement akzeptabler Abgrenzung im häuslichen Zusammenleben gefunden werden. Dazu gehörten verschiedene Absprachen und Maßnahmen, zum Beispiel wurde Kontakt zu einer Seniorentagesstätte vermittelt. Der Patient fühlte sich unabhängiger von der Familie, aber er konnte bleiben und die Familie der Tochter war entlastet.

Mein psychotherapeutisches Vorgehen orientiert sich an einem Behandlungskonzept, das Reimer und Henseler (1985) beschrieben haben. Dabei gilt es, folgende Schritte zu berücksichtigen:

In der Regel läßt sich ein *„kränkender Anlaß"* zeitlich kurz vor der akuten Suizidhandlung finden. Dieser kränkende Anlaß ist bewußt. Unbewußt ist oft der *„Hauptgrund"*. Der kränkende Anlaß steht in unmittelbarem Zusammenhang mit diesem Grund. Parallel dazu suchen wir nach dem *„gemeinsamen Nenner"*, der aus der Biographie das traumatische Moment der aktuellen Kränkung verständlich macht.

Gewissermaßen als Beleg für die Richtigkeit läßt sich der gemeinsame Nenner in der Übertragung und Gegenübertragung wahrnehmen, weshalb wir die *Interaktion besonders beobachten.*

Der kränkende Anlaß in unserem Beispiel war die Kaufentscheidung des Schwiegersohnes, der Hauptgrund für den Suizidversuch: das Nichtmehrgefragtsein und Verlegtwerdensollen, der gemeinsame Nenner der jetzigen Situation und der Biographie ließ sich finden und bildete sich auch in der Interaktion sowohl mit dem Stationspersonal wie auch mit mir, ab.

Damit konnte besprechbar, also symbolisierbar werden, worüber der Patient nicht hatte sprechen können und was deshalb in direktes suizidales Handeln umgesetzt werden sollte. In manchen Fällen reichen wenige Gespräche im Sinne einer Fokaltherapie. Bei anderen Patienten müssen längerdauernde Behandlungen eingeleitet werden. Wichtig ist, von vornherein das narzißtische Moment der Beziehungsgestaltung, auch in der therapeutischen Beziehung, zu berücksichtigen. Wir bemerken oft, anders als in diesem Beispiel, eine Idealisierung des Therapeuten. „So wie mit Ihnen konnte ich noch mit keinem Menschen sprechen." Der Idealisierung folgt die Entwertung mit erneutem Verlusterleben und suizidaler Gefährdung. Deshalb ist es hilfreich und notwendig, von Anfang an auf diese Gefahr hinzuweisen. Etwa „das ist sicher hilfreich und für unsere Gespräche wichtig. Nur könnte es sein, daß es Ihnen eines Tages mit mir nicht mehr so geht und gerade dann ist es wichtig, daß wir weiter miteinander sprechen."

Unsere zweiseitige Vorgehensweise von psychoanalytisch orientierter Psychotherapie und psychosozialer Intervention ist in den Städtischen Kliniken in Kassel zum Konzept für die Betreuung suizidaler, insbesondere auch alter suizidaler Patienten geworden. Viele Patienten können von entsprechend weitergebildeten Sozialarbeitern, die ihre Fälle in regelmäßigen Besprechungen dem Team vorstellen, behandelt werden. Durch ihre gleichzeitige Zugehörigkeit zum Team der Internistischen Entgiftungsstationen läßt sich eine langfristige Klimaveränderung im Pflege- und Ärztlichen Dienst beobachten. Durch die täglichen Besprechungen wächst deren Selbstreflexionspotential. Das zeigt sich zum Beispiel in der Bereitschaft, auch bei fehlender organischer Indikation und gegen eine formalistische Auslegung der Richtlinien, einen Patienten aus sozialen Gründen einige Zeit auf Station zu behalten. Wichtig für die Sozialarbeit ist der Kontakt zu anderen Hilfsdiensten in der Region, um die Patienten nach der Entlassung an entsprechende Stellen vermitteln zu können, sowohl im sozialen wie im psychotherapeutischen und im psychiatrischen Feld. Eine solche Versorgung der Suizidpatienten ist keineswegs in allen Allgemeinkrankenhäusern üblich, sondern eine Ausnahme, obwohl jährlich weit über 100 000 Suizidenten allein in der Altbundesrepublik Deutschland nach Selbstmordversuchen in Kliniken behandelt werden.

Sowohl bei der Arbeit im Rahmen der stationären Krisenintervention, wie auch in der psychiatrischen Institutsambulanz, erwies sich die Einbeziehung des Partners, der ja ursprünglich oft zu dem unbewußten Zweck gewählt worden ist, das brüchige Selbstwertgefühl zu stabilisieren, als sinnvoll. Seine Mitarbeit, gegebenenfalls auch die anderer Familienangehöriger, wirkte sich in vielen Fällen angstmindernd aus. Gerade auch, wenn es um die Entwicklung einer weiteren Lebensperspektive geht.

Erfahrungen über Gruppentherapie mit suizidalen Alterspatienten liegen in der Literatur nicht vor. Wir hatten versuchsweise eine Gruppe angeboten (Projektgruppe „Prioritäre Gesundheitsziele" 1990). In dieser Gruppe mit ausschließlich suizidalen Alterspatienten waren von Anfang an sehr destruktive Prozesse zu beobachten. Die Therapeuten kämpften gegen das Symptom, den Suizid – für das Überleben der Gruppe –. Dadurch waren wir in unserer Handlungsfähigkeit wesentlich eingeschränkt. Bei der Auswertung des Gießen-Tests stellten wir fest, daß überhaupt nur Patienten regelmäßig in die Gruppe gekommen waren, die eine ausgeprägte zwanghafte Struktur hatten. Andere nahmen das Angebot gar nicht wahr. Diese Einzelerfahrung stellt meines Erachtens die Möglichkeit einer Gruppenbehandlung für alte Patienten in suizidalen Krisen in Frage.

Herausheben möchte ich noch einmal den hohen Stellenwert sozialer Unterstützung für alte Suizidenten. Die Praxis des Hausarztes könnte zu einem Ort der Suizidprophylaxe werden. Nachgewiesen ist, daß die meisten Alten vor ihrem Suizid/Selbstmordversuch ihren Arzt aufgesucht hatten. Offenbar können die Hausärzte ihrer Pflicht zur Versorgung der Bevölkerung auf diesem Gebiet zu wenig gerecht werden. Ihre üblichen Hilfsangebote, geprägt auch durch die Einzelleistungsabrechnung und der geringen Honorierung von Gesprächen, sind für Alterssuizidenten unzureichend. Selbst wenn aber die Honorierung angemessener wäre, ist es fraglich, ob die niedergelassenen Ärzte sich intensiver mit der Suizidprophylaxe älterer Patienten befassen würden. Denn gerade dieser Patientengruppe gegenüber besteht eine starke Abwehr.

Auch die kassenärztliche Bundesvereinigung drückt das aus und sagt, daß die konventionellen Versorgungsstrukturen nicht ausreichen, auch wenn sie diese sonst nicht in Frage stellt. „Wegen der oft unentdeckt bleibenden Zuspitzung suizidaler Krisen im Alter ist eine Verbesserung der Früherkennung unbedingt erforderlich. Einem Ansatz von Hilfen im Rahmen der Krisenintervention sind aber nicht selten durch die äußeren Lebensumstände eines alten Menschen Grenzen gesetzt. Grundsätzlich müssen sich aber Hilfsangebote nicht von solchen für jüngere Betroffenengruppen unterscheiden. Insbesondere gilt es daher, effektive „soziale Netze" im Nahumfeld alter Menschen aufzubauen und zu erhalten." (Projektgruppe „Prioritäre Gesundheitsziele" 1990, S 574).

Alte Menschen nehmen die üblichen Methoden der Suizidprophylaxe auch in anderen Ländern wenig in Anspruch. Nur 1 – 2 % der Klienten der suicide prevention centers, wie sie in Österreich und den USA üblich sind, sind über 60 Jahre alt (Mc Intosh 1985). „Unverändert ist daran zu erinnern, daß der weitaus größte Teil von psychisch, körperlich Kranken sowie von Älteren mit psychosozialen Problemen, außerhalb des eigentlichen gerontopsychiatrischen Versorgungssystems (sofern es überhaupt in Umrissen vorhanden ist) versorgt, behandelt, beraten und unterstützt wird." (Radebold, Rassek, Schlesinger-Kipp, Teising 1978, S 137).

Auch SozialarbeiterInnen haben bisher die Gruppe der suizidgefährdeten älteren Menschen nicht systematisch in die Gestaltung ihrer Tätigkeitsfelder einbezogen, obwohl sie in den verschiedensten Berufsfeldern mit älteren suizidalen Menschen arbeiten: In Krankenhäusern, in gerontopsychiatrischen Abteilungen, in sozialpsychiatrischen Diensten der Gesundheitsämter, in Sozialstationen, in Altenheimen und anderswo. Eine systematische Betrachtung der Arbeit von SozialarbeiterInnen mit älteren Suizidenten und eine Darstellung der Anforderungen an die Fähigkeiten der besonderen Belastungen dieser Tätigkeit liegt nicht vor.

In den Empfehlungen der Expertenkommission der Bundesregierung, die das bundesweite Modellprojekt Psychiatrie ausgewertet hat, wird die Einrichtung gerontopsychiatrischer Zentren empfohlen (BMJFFG 1988). Diese Zentren könnten Lücken der psychotherapeutischen Versorgung älterer Suizidenten füllen helfen. Zum Zwecke der Suizidprophylaxe erscheinen mir aber sozialpolitische Maßnahmen wie der Ausbau stadtteilbezogener, wohnortnaher zugehender Beratung erfolgversprechender. Ebenso wichtig ist eine gerontopsychiatrische Kompetenzerweiterung der MitarbeiterInnen in Sozialstationen. Es geht um das Schaffen eines „antisuizidalen Klimas", wie Ringel es genannt hat. Soziale, medizinische, psychiatrische und gerontologische Arbeitsfelder müssen vernetzt werden, auch um gerade diejenigen zu erreichen, die einer medizinischen/psychiatrischen Betreuung distanziert gegenüberstehen oder keinen Zugang finden können.

Unabhängig von der Organisationsform konfrontiert die Arbeit mit alten suizidalen Menschen den meist jüngeren Helfer mit einer Fülle schwieriger Probleme. Teamarbeit ist daher eine zwingende Notwendigkeit, gerade auch wenn die Risiken von Suizidalität besprochen, eingeschätzt und gemeinsam getragen werden. Selbsterfahrung, Fallbesprechungen, Supervision und Balintgruppenarbeit mit besonderer Berücksichtigung der von Radebold (siehe Beitrag in diesem Band) beschriebenen Übertragungs- und Gegenübertragungsphänomene sind die Instrumente, die diese Arbeit ermöglichen, erleichtern und auch zu einer wertvollen persönlichen Bereicherung werden lassen können.

Suizidprophylaxe in diesem erweiterten Sinne ist eine dringende sozialpolitische Aufgabe, die in unserer Gesellschaft kaum wahrgenommen wird. Zu ihr gehört auch, sich in anderen politischen Belangen für das Leben und gegen den Suizid zu entscheiden. Die Alten müssen die Jungen leben lassen und die Jungen dürfen die Alten nicht umbringen oder in den Selbstmord drängen.

Zusammenfassung

Dieser Beitrag stellt Ansätze eines therapeutischen Konzepts für Alterssuizidenten vor, das von einem psychoanalytischen, speziell objektbeziehungstheoretischen Verständnis des Suizids ausgeht. Das daraus ableitbare therapeutische Vorgehen bestimmt die Krisenintervention ebenso, wie längerfristige psychotherapeutische bzw. psychosoziale Behandlungen.

Ausgehend von den psychodynamischen Grundlagen ergeben sich Ansatzpunkte für ein konfliktbezogenes therapeutisches Vorgehen. An einem Beispiel wird die Notwendigkeit herausgestellt, gerade bei älteren Suizidenten gleichzeitig mit sozialen Interventionen zu arbeiten. Abschließend werden sozialpolitische Forderungen erörtert.

Schlüsselwörter

Objektbeziehung; Objektverlust; narzißtische Kränkung; soziale Intervention

Concepts of psychotherapeutic treatment and experiences with suicideprone elderly

Summary

This contribution presents an attempt toward therapeutic concepts about suicide in the elderly which basically originates from a psychoanalytical viewpoint; it is founded on the theory of objekt relationship. Following the psychodynamic principles, a concept for therapeutic intervention, related to conflicts, can be derived. The therapeutic treatment affects the crisis intervention as well as the long-term treatment. In conjunction with therapeutic treatment social changes are discussed as requirements for long-term success.

Keywords

Object-loss; narcissism; social intervention

Literatur

1. Abraham K (1917) Versuch einer Entwicklungsgeschichte der Libido aufgrund der Psychoanalyse seelischer Störungen. Psychoanalytische Studien Band I. Fischer, Frankfurt 1971
2. Abraham K (1924) Ansätze der psychoanalytischen Erforschung und Behandlung des manisch-depressiven Irreseins und verwandter Zustände. Psychoanalytische Studien Band II. Fischer, Frankfurt 1971
3. Adam K (1990) Environmental, Psychosocial, and Psychoanalytic Aspects of Suicidal Behavior. In: Blumenthal S, Kupfer D (eds) Suicide over the Life Cycle. American Psychiatric Press, Washington London, 39 – 96.
4. Bundesminister für Jugend, Familie, Frauen und Gesundheit (Hrsg) (1988) Empfehlungen der Expertenkommission der Bundesregierung zur Reform der Versorgung im psychiatrischen und psychotherapeutischen/psychosomatischen Bereich auf der Grundlage des Modellprogramms Psychiatrie der Bundesregierung
5. Deutsches Ärzteblatt (1990) 87, S 197, Leserbrief Schmidthäuser I
6. Erlemeier N (1988) Suizidalität im Alter. Z Gerontol 21: 267 – 276
7. Freud S (1916) Trauer und Melancholie. GW Band X
8. Freud S (1930) Das Unbehagen in der Kultur. GW Band XIV
9. Guntrip H (1968) Schizoid Phenomena. Objekt Relations an the Self International Psycho-Analytic Library, Hogarth Press, London
10. Henseler H (1974) Narzißtische Krisen, Zur Psychodynamik des Selbstmordes. Rowolt, Hamburg
11. Kernberg O (1988) Innere Welt und äußere Realität. Internationale Psychoanalyse, München Wien
12. Klein M (1935) A Contribution to the psychogenesis of manic depressive states. In: Contributions to Psycho-Analysis 1921 – 1945: Melanie Klein. Hogarth Press, London, 1968
13. Mc Intosh J (1985) Suicide Among the Elderly: Levels and Trends. Amer f Orthopsychiat 55: 288 – 293
14. Menninger K (1938) Selbstzerstörung: Psychoanalyse des Selbstmordes. Suhrkamp, Frankfurt, 1974
15. Osgood N, Thielmann S (1990) Geriatric Suicidal Behavior: Assesment and Treattment. In: Blumenthal S, Kupfer D (eds) Suicide over the Life Cycle. American Psychiatric Press, Washington London, 341 – 379
16. Projektgruppe „Prioritäre Gesundheitsziele" beim Zentralinstitut für die Kassenärztliche Versorgung im Auftrag des Bundesministers für Jugend, Familie, Frauen und Gesundheit. Ingbert Weber (Hrsg) (1990) Dringliche Gesundheitsprobleme der Bevölkerung in der Bundesrepublik Deutschland: Zahlen – Fakten – Perspektiven. Nomos, Baden Baden

17. Radebold H, Rassek M, Schlesinger-Kipp G, Teising M (1978) Zur psychotherapeutischen Behandlung älterer Menschen. Lambertus, Freiburg
18. Reimer C, Henseler H (1985) Umgang mit Suizidgefährdeten. In: Luft H, Maas G (Hrsg) Narzißmus und Aggression. Hofheim Wiesbaden
19. Rosenfeld H (1985) Narzißmus und Aggression. In: Luft H, Maas G (Hrsg) Narzißmus und Aggression. Hofheim Wiesbaden

Anschrift des Verfassers: Dr. M. Teising, Fachbereich Sozialarbeit, Fachhochschule Köln, Mainzer Str. 5, W-5000 Köln 1

Suizidalität in der Gegenübertragung des psychoanalytischen Psychotherapeuten – entscheidende gefühlsmäßige Schwierigkeiten in der Behandlungssituation

H. Radebold

Fachbereich Sozialwesen, ASG, GHK-Universität Kassel

Anmerkung

In der Reaktion auf das Phänomen Suizidalität im Alter fällt eine unübersehbare Diskrepanz auf: Einerseits wurden bisher zahlreiche theoretische Konzepte zum Verstehen dieses Phänomens aus unterschiedlichen Wissensdisziplinen (Übersicht bei Erlemeier 1988) und sich wiederholende diesbezügliche quantitative Untersuchungen (auf die immer wieder während unseres Symposiums Bezug genommen wurde) vorgelegt; andererseits wurde bisher kaum über umfassende Erfahrungen mit gezielten, über die notwendige intensivmedizinische Behandlung hinausgehenden (psycho-)therapeutische Maßnahmen referiert (Radebold, Schlesinger-Kipp 1982, Teising 1988).

Zum besseren Verständnis für die nicht therapeutisch Tätigen möchte ich den Begriff Gegenübertragung in dem von mir benutzten Sinne kurz definieren, um damit gleichzeitig das von mir benutzte Untersuchungsinstrument zu beschreiben. In der Übertragung, als einem ubiquitären psychosozialen Phänomen (Goeppert 1976) werden unbewußt in aktueller Wiederholung Gefühle, Wünsche, Ängste, Konflikte ebenso wie Objektbeziehungsmuster auf eine andere Person übertragen, die früheren – in der Regel in Kindheit und Jugendzeit wichtigen und hochbesetzten – Beziehungspersonen galten. In der Psychoanalyse strukturiert die Übertragung aufgrund dieser unbewußten Wiederholung die aktuelle Behandlungssituation mit Hilfe der jeweils spezifischen Übertragungsneurose; gleichzeitig dient die Übertragung als ein kompetent zu handhabendes Instrument der psychoanalytischen Behandlungstechnik. Alle diejenigen Gefühle, Empfindungen, Reaktionen, die der Psychoanalytiker bei sich im Behandlungsprozeß aktuell wahrnimmt, werden unter dem Phänomen der Gegenübertragung zusammengefaßt. Diese beinhaltet in Widerspiegelung die von Seiten des Patienten wahrgenommene Übertragung wie auch die eigenen, in der Beziehung zum Patienten reaktivierten Gefühle, Empfindungen und Konflikte als Ausdruck eigener Übertragung. Gerade das Phänomen der Gegenübertragung hat sich im psychoanalytischen (Behandlungs-)prozeß als entscheidendes Instrument zur Wahrnehmung unbewußt ablaufender Prozesse herausgestellt, wobei allerdings die Gefahr der Verfälschung durch eigene Übertragungen auf der Hand liegt.

Regelhafte und umgekehrte unbewußte Übertragungskonstellation

Die sich in der durchschnittlichen psychotherapeutisch/psychoanalytischen Behandlungssituation ergebende Übertragungskonstellation i. S. einer unbewußten Wiederholung einer Kind-Eltern-Beziehung (unterstützt durch das chronologische Alter von Patient und Behandler und die ihm zugesprochene Kompetenz) möchte ich die „regelhafte" Übertragung nennen. Im Gegensatz dazu steht die Behandlungssituation mit über 50- respektive 60jährigen (Radebold 1974, 1979, 1988, 1992). Der entscheidende Unterschied besteht in der Altersrelation: der Behandler ist hier höchstens gleichaltrig, i. d. R. aber jünger, sogar erheblich jünger als seine älteren Patienten. Manchmal handelt es sich sogar um eine Altersdifferenz von 40 oder 50 Jahren, d. h. um eine intergenerative Distanz von zwei Generationen. Wie wirkt sich diese Altersrelation nun auf den Übertragungsprozeß aus? Der jüngere Behandler befindet sich jetzt in der Position eines Kindes bzw. eines Enkelkindes und erlebt im Kontakt mit diesen Älteren (Eltern oder Großeltern) intensiv seine reaktivierten Wünsche, Gefühle, Ängste sowie Konflikte aus seiner Kindheit nach, die er jetzt unbewußt auf diese Älteren überträgt, u. U. ausagiert. Diesem Jüngeren war es nur z. T. mit Hilfe seiner Lehranalyse oder anderer Selbsterfahrung möglich, sich innerlich von seinen Eltern oder Großeltern zu lösen. Umgekehrt erlebt die/der ältere oder alte Erwachsene den jüngeren Behandler in einer Kind- bzw. Enkelkindposition und überträgt auf ihn wiederum unbewußt alle an Jüngere bzw. reale oder phantasierte Kinder delegierten Wünsche, Ängste, Erwartungen aber auch ebenso Konflikte und Objektbeziehungsmuster. Diese können von schweren Vorwürfen, Haß, Wut, Enttäuschungen über intensive Verliebtheit bis hin zu großartigen Erwartungen und Hoffnungen auf Wiedergutmachung reichen. Diese, hier als „umgekehrte" Übertragungskonstellation benannte, führt i. d. R. dazu, daß über 50jährige, erst recht über 60jährige bisher kaum psychotherapeutisch behandelt wurden und werden, wie neuere Untersuchungen aus der Bundesrepublik belegen (DGPPT 1988, Arolt, Schmidt 1990). Kompliziert wird dieser umgekehrte Übertragungs-Gegenübertragungsprozeß dadurch, daß diese älteren und alten Patienten unverändert an neurotischen Konflikten leiden, die in ihrer eigenen Kindheit begründet sind. Entsprechend werden – regressiv in der Behandlungssituation wiederbelebt – später die regelhaften Übertragungen sichtbar und wirksam.

Als ich begann, mich näher mit dieser von mir selbst vorgeschlagenen Thematik zu befassen, erlebte ich auffallende Schwierigkeiten. Zunächst zögerte ich die Arbeit an diesem Referat viel weiter hinaus, als ich es sonst gewohnt war. Dann bemerkte ich, daß mir zwar meine wissenschaftlichen Erkenntnisse zur Verfügung standen, aber der entscheidende Inhalt für mein Referat, nämlich die in der Behandlung suizidaler Älterer erlebten Gefühle, Phantasien, Ängste und Konflikte nicht. Dazu hatte ich zunächst verdrängt, daß ich in einer länger zurückliegenden Publikation (Radebold, Schlesinger-Kipp 1982) bereits in gewissem Umfang Behandlungserfahrungen mit über 60jährigen Suizidalen (wenn auch nicht auf das hier anliegende Thema zentriert) beschrieben hatte. Mir wurde damit zunehmend bewußt, daß bei mir ausgeprägte innere Widerstände bestanden, sich dieses affektiven Anteils bewußt zu werden.

Ich möchte daher nachfolgend den für ein Referat auf einem wissenschaftlichen Symposium ungewöhnlichen Versuch machen, Sie an meinem Annäherungsprozeß an das offensichtlich so affektiv besetzte Thema teilhaben zu lassen:

I. Annäherung: Zuerst fielen mir mehrere längere Diskussionen mit Studenten des Fachbereichs Sozialwesen (die bekanntlich über eine besonders ausgeprägte Helfermentalität verfügen) ein, die während Vorlesungen über alterspsychiatrische Krankheitsbilder anläßlich des Themas Suizidalität bei Altersdepressionen stattfanden. Ganz im Gegensatz zur Reaktion gegenüber jüngeren oder gleichaltrigen Suizidalen (bzw. Patienten mit Suizidversuchen) drückte die Diskussion eher eine akzeptierende Haltung ohne Wunsch nach eigener aktiver therapeutischer Hilfestellung aus. Die Studenten entwickelten – mehr oder weniger ausgeprägt – Phantasien, daß die Suizidalität im Alter gut verständlich wäre, es handle sich um ein „Einschlafen", „Zur-Ruhe-Kommen", „ein Hinübergehen", ein „Ende ohne Auseinandersetzungen" und auch ein „Ende schwieriger schmerzlicher und beunruhigender Ereignisse sowie aller seelischen und körperlichen Schmerzen". Aus dieser Diskussionsperspektive heraus dürften ältere Suizidale auch das Recht am Ende eines langen belastenden und schwierigen Lebens haben, selbst „zu gehen". Gleichzeitig erlebe ich, daß bei Referaten zur Altersdepression fast immer der Bereich Suizidalität ausgeklammert bzw. nur kurz gestreift wird. Ebenso reagierten die Studenden erschreckt auf Informationen über die gewählten „harten" Todesarten.

Für den Psychoanalytiker unübersehbar beschrieben diese Studenten eine Situation, die mit Gefühlen von Ruhe, Wärme und Geborgenheit (i. S. eines harmonischen Zustandes, wie er für psychogenetisch frühe Beziehungen charakteristisch ist) einhergeht, gepaart mit einem Verständnis für die Entlastung nach lebenslanger Pflichterfüllung (Bilanz-Suizid). Gleichzeitig wurden dabei diese gefühlsmäßigen Phantasien ohne die dazugehörige Objektbeziehung gedacht: die Phantasie war gerade, daß man selbständig und damit unabhängig von Anderen diese Situation des aus dem Leben Scheidens zum gewünschten Zeitpunkt herbeiführen kann.

Es handelt sich hierbei um Phantasien Jüngerer, die auf die Älteren und damit auf die Situation des Alterns projiziert wurden und denen gleichzeitig eine suizid-akzeptierende Einstellung zukommt. In bedrohlichen Situationen des Alterns regressiv wiederbelebt, dürften diese Phantasien gefährlichen Einfluß ausüben.

II. Annäherung: Mir fiel dann ein, daß – nach eigenen Erinnerungen und bestätigt durch Berichte von Kollegen – über 60jährige nach Suizidversuchen häufiger als Jüngere eine andere als die bekannte ablehnende Einstellung in der Klinik erleben. Pflegepersonal, Ärzte und Sozialarbeiter reagieren freundlicher und aufgeschlossener, bemühen sich stärker, greifen aktiv zugunsten dieser Älteren ein etc. Als äußeres Indiz dafür läßt sich der Befund ansehen, daß häufiger ganz selbstverständlich ein Klinikbett für die auch als notwendig angesehene längere Behandlung auf der eigenen oder auf einer anderen Station gefunden wird. Jüngeren gegenüber dagegen wird häufiger – wie bekannt – mit ausgesprochener Ablehnung und Aggressivität bis hin zu Haßgefühlen reagiert (Reimer 1982).

Bei eigener eher wohlwollender, suizid-akzeptierender Einstellung und unterstützt durch eigene diesbezügliche Erwartungswünsche begegnen die Jüngeren in der klinischen Behandlungssituation als „Kinder" oder „Enkelkinder" jetzt „Eltern" oder „Großeltern", wobei auf der unbewußten Ebene bestimmte Wünsche, Gefühle und Bedürfnisse reaktiviert werden. Für die Älteren bieten die Jüngeren als „Kinder" Schutz und Geborgenheit (und erweisen sich damit nicht als schwierige, im Stich lassende Partner oder andere wichtige Beziehungspersonen), sie helfen aktiv (besser als die versagenden, enttäuschenden eigenen Kinder) und entsprechen damit dem erhofften und idealisierten Bild derjenigen Kinder, an die man seine eigenen lebenslang bestehenden und aus der Kindheit stammenden Wünsche delegieren kann.

Damit erhalten die jüngeren professionell Tätigen während des relativ kurzen Behandlungskontaktes in der Klinik eine eher anerkennende, teilweise idealisierende Bestätigung und vermeiden umgekehrt durch ihre in Reaktion gezeigten Gefühle, ihre Aktivität und die damit auch verbundene Idealisierung dieser Älteren, tiefergehende Gefühle kennenzulernen. Charakteristischerweise verbünden sie sich auch häufiger mit den Älteren gegen die jüngeren Familienangehörigen als in anderen Situationen (z. B. bei langfristiger Pflege). Die Bemühungen der Jüngeren haben zusätzlich den Charakter eines „Ungeschehenmachens", um die Tatsache zu leugnen, daß sich diese Älteren durch einen suizidalen Akt von den Jüngeren trennen und sie damit alleinlassen wollten.

Diese Situation wird dadurch erleichtert, daß die „harten", deutlich auf schwere aggressive Impulse hinweisenden, Suizide leider so erfolgreich durchgeführt wurden, so daß die Jüngeren mit dem darin steckenden Ausmaß gegen sich selbst gerichteter Aggressivität nicht konfrontiert werden. Damit können sie diesen Anteil um so besser abwehren bzw. leugnen. Entsprechend haben sich gerade diese Älteren in der Phantasie der Jüngeren selbst bestraft und durch ihren Suizid Sühne geleistet.

III. Annäherung: In einem weiteren Schritt wurde mir ein Teil meiner eigenen Biographie, die ich lange vergessen hatte, bewußt. Mir fiel ein, daß ich 1946 als 11jähriger einen Suizidversuch einer 50jährigen Tante mit Tabletten miterlebt hatte, der aber vor mir verheimlicht werden sollte und über den auch später in der Familie praktisch nie gesprochen wurde. Es handelte sich um die ältere Schwester meines 1945 gefallenen Vaters, und ich erinnerte mich plötzlich gut intensiver und schwerer Vorwürfe an ihre Adresse, daß sie mich in dieser hoffnungslosen Situation als letzte Angehörige aus der Familie meines Vaters und gleichzeitig als von mir sehr geschätzte Tante im Stich lassen wollte.

Dazu hatte ich in der weiteren Familie vor einigen Jahren erlebt, daß eine 87jährige Verwandte, nachdem sie mehrere Jahre an den Folgen eines schweren Schlaganfalles gelitten hatte, mich um Tabletten bat, um „einschlafen zu können". Ich zog mich auf meine Position als Arzt zurück und verweigerte mich diesem Wunsch. Ich nahm aber deutlich meine eigenen Gefühle wahr, die von Akzeptanz über tiefe Enttäuschung bis zu deutlichem Ärger über ein derartiges Ansinnen reichten. Ich reagierte dann gereizt, als sich diese Verwandte in späteren Gesprächen mir gegenüber zunächst reserviert verhielt. Als ein 24jähriger Neffe während einer Pflege am Wochenende mit ihrem akuten Wunsch „nicht mehr leben zu wollen" konfrontiert wurde, geriet die gesamte Familie in Angst und reagierte, ob solcher Möglichkeit, mit deutlichen Schuldgefühlen. Jahre später wurde diese Szene in dieser Familie eher bagatellisiert. Aus Untersuchungen ist bekannt, daß derartige Hinweise in Familien überhört, geleugnet und verdrängt werden.

Ich vermute, daß in die Reaktion von therapeutisch Tätigen eigene diesbezügliche Erfahrungen und Erinnerungen einfließen, die nicht wiederbelebt werden sollen und eher dazu führen, daß überhaupt nicht therapeutisch reagiert wird.

Zugang: Inzwischen erinnerte ich mich an relativ viele (vielmehr als mir zunächst bewußt war) in der Altersrelation zu mir deutlich ältere suizidale Patienten. Dazu zählten insbesondere:
- Patienten, die bei mir kürzer oder länger wegen ihrer depressiven Erkrankung psychoanalytisch behandelt wurden, wobei oft ausgeprägte suizidale Phantasien und Tendenzen bestanden;

- Patienten aus einem großen Allgemeinkrankenhaus, an dem ich mehrere Jahre konsiliarärztlich tätig war;
- mehrere Patienten, die mich wegen akuter Suizidalität aufgesucht hatten;
- drei Patientinnen, die sich nach langen Gruppentherapiebehandlungen suizidierten sowie
- Patienten aus einer gemeinsam mit Herrn Teising geleiteten Gruppe Alterssuizidaler (Radebold et al. 1987) und an
- eine 68jährige krebskranke, manchmal ausgeprägt suizidale, Patientin, die ich zur Zeit behandle.

Es handelte sich also in Wirklichkeit um eine Fülle, teilweise weit zurückliegender Erinnerungen, teilweise aktueller Erfahrungen.

Zum besseren Verständnis meiner nachfolgenden Darstellung und Überlegungen möchte ich noch darauf hinweisen, daß die anfängliche „umgekehrte" Übertragungskonstellation später in der regressiven Situation der therapeutischen Beziehung von der „regelhaften" abgelöst wird. Die jüngeren Behandler werden – ohne daß ihr chronologisches Alter berücksichtigt wird – auch von den weitaus Älteren jetzt in die Position eines Eltern- bzw. Großelternteils eingesetzt. Diejenigen älteren Patientinnen, die z. B. selbst Mütter oder Großmütter sind und die auch in Wirklichkeit diese Funktionen einschließlich ihrer Partnerschaft wahrnahmen, bleiben aufgrund ihrer neurotischen aus der Kindheit stammenden psychischen Konflikte psychodynamisch gesehen unverändert „Kinder" mit diesbezüglichen Konflikten aus den verschiedenen psychosexuellen Entwicklungsstufen. Für die jüngeren Behandler ist entscheidend, diese Veränderung der Übertragung im therapeutischen Prozeß wahrzunehmen und sie – so schwierig es oft fällt – zu akzeptieren.

Auf die Situation einer längerfristigen Behandlung übertragen heißt dies, daß die häufiger zu beobachtende anfängliche warmherzige, idealisierende und von größerer Aktivität begleitete Beziehung zu älteren Suizidalen verschwindet und, – regressiv wiederbelebt – die früheren konflikthaften Anteile der entsprechenden Objektbeziehungen intensiver in Übertragung und Gegenübertragung faßbarer werden. Man vergesse nicht, daß sich hinter intensiver Idealisierung i. S. eines Abwehrmechanismus tiefgreifende Haß- und Abwertungsgefühle verbergen können. Bei der Darstellung der Phantasien der Studenten hatte ich bereits darauf hingewiesen, daß hier der Anteil der Objektbeziehung, nämlich auf wen diese Wünsche gerichtet sind, fehlt. Gerade in narzisstisch geprägten Beziehungen bekommt bei eigener Selbstunsicherheit dem Liebespartner eine entscheidende Funktion für das innerpsychische Gleichgewicht zu. Trennungen und Trennungsandrohungen stellen für narzisstisch strukturierte Menschen schwerste Kränkungen dar. Es erfolgt eine heftige Erschütterung des gesamten Selbstgefühls mit Empfindungen von Depressivität, ohnmächtiger Wut bei Angst vor Objektverlusten: jemand befürchtet ohne einen bestimmten, für ihn in diesem Sinne entscheidend wichtigen anderen Menschen nicht mehr leben zu können. Gerade in der häufig so bedrohlich erlebten und bedrohten Alternssituation mit zahlreichen Verlusten/Trennungen, Attacken und insbesondere sehr tiefgreifenden Kränkungen kommt so dem Erhalt stabiler Beziehungen entscheidende Bedeutung zu, insbesondere bei langfristigen Anpassungs- und Veränderungsprozessen (als Ausdruck einer Regression im Dienste des Ich). In dieser Situation überträgt der ältere Suizidale sofort und langfristig Wünsche nach Sicherheit, Geborgenheit und Hilfestellung (wie sie der Jüngere häufiger geben kann und gibt).

Sie umfassen spezifische (natürlich trügerische) Gefühle von Ruhe, Ausgeglichenheit aber auch Gefühle von Unerreichbarkeit. Diese sind manchmal gekoppelt mit Vorstellungen von einem „Leben im Paradies" oder von einem „nächsten Leben" (mit anderen nicht enttäuschenden Personen). Darunter stößt man auf eine andere Schicht von Gefühlen: nämlich Empfindungen ohnmächtiger Wut und tiefster schwerer Vorwürfe, die später anschließend ebenfalls in die Übertragung gelangen. Auf diese in der Gegenübertragung wahrgenommenen Empfindungen reagiert bekanntermaßen (Stichwort: Gegenübertragungshaß) die gesamte professionelle und auch private Umwelt mit diffuser Aggressivität, allgemeiner Ablehnung, Abschiebung und Nichtbefassen. Natürlich kann man auch auf bei sich selbst wahrgenommene und innerlich abzulehnende Wut mit diesbezüglichen Schuldgefühlen und daraus resultierenden Maßnahmen reagieren.

Was empfinden wir nun als Jüngere, wenn wir in der „umgekehrten" Übertragung diesen intensiven Vorwurfs- und Haßgefühlen aufgrund unbefriedigender früherer Objektbeziehungen begegnen. Es handelt sich dabei zunächst nicht um aggressive vorwurfsvolle „Kinder", sondern in Wiederholung um zornige, wütende, gekränkte oder strafende „Eltern", die wir so möglicherweise in vielfältiger Form erlebt hatten. Die bei Jüngeren zu beobachtenden Reaktionen (ich nehme mich dabei nicht aus) reichen von Verleugnung, Beschwichtigung, Verkehrung ins Gegenteil und ständige Bemühen aufgrund von eigenen Schuldgefühlen bis hin zu Ablehnung und Verstoßung. Dazu möchten wir gleichzeitig in der therapeutischen Situation keinesfalls eine weitere Trennung (eben durch den Suizid eines Älteren) erleben. Manchmal kann zunächst in der Gegenübertragung das Ausmaß ohnmächtiger Wut und entsprechender Haß- und Vorwurfsgefühle wahrgenommen werden. Diese Empfindungen möchte ich an zwei Behandlungsbeispielen verdeutlichen:

In meiner ersten Psychotherapiegruppe von 60- bis 70jährigen, die ich 1971 als 36jähriger durchführte (Ohlmeier, Radebold, 1972; Radebold, 1976), befand sich eine 66jährige Patientin mit der Diagnose endo-reaktive Depression, die früher bereits mehrere Suizidversuche durchgeführt hatte, (mir nur damals z. T. bekannt) und die immer wieder in der Gruppensituation ausgeprägte suizidale Tendenzen zeigte. Während einer langen und mühseligen Bearbeitungsphase war es ihr möglich, allmählich mehr tiefe Wut und Empörung über ihre kränkenden früheren Objektbeziehungen, insbesondere über ihren Vater, zu zeigen, wofür auch das Bemühen ihres Mannes und ihrer noch im Hause lebenden, längst erwachsenen Söhne keinen Ausgleich boten. In dieser Situation brachte sie eines Tages, zunächst versteckt in einer Plastiktüte, eine Pistole aus der Waffenkammer ihres Mannes mit und bedrohte uns damit „um auszuprobieren", wie wir wohl reagieren würden. Ich erlebte zwar meine hilflose Erschrockenheit und meine Angst, konnte aber meine Empörung über diese unmögliche Situation kaum zulassen, geschweige denn in die Gruppensitzung einbringen. Auch keines der Gruppenmitglieder wagte es. Alle reagierten betroffen, beunruhigt, bagatellisierend und verdrängten schnell diese Situation. In der Folge (was mir allerdings erst viel später bewußt wurde) zog sich diese Patientin immer weiter zurück, da sowohl ich als auch die gesamte Gruppe ihre aggressiven – wenn auch hier ausagierten – Gefühle nicht aufgreifen und verstehen konnten. In der Auslaufphase der Gruppe suizidierte sich diese Patientin dann mit Tabletten, wobei sie einen an ihren Mann gerichteten Brief mit deutlichen Vorwürfen hinterließ, die laufende Gruppe und ihre Bedeutung jedoch völlig aussparte (eine doppelte späte Bestrafung: d. h. des Ehemannes und von mir als Sohnersatz?).

In der zur Zeit laufenden Behandlung einer 68jährigen Krebspatientin kam es vor einigen Wochen zu einer typischen Konstellation. Nach einer zuerst prognostisch als infaust beurteilten, langwierigen Krebserkrankung mit mehrmonatiger stationärer Behandlung ergab sich zunächst eine gute klinische Remission. Aufgrund der anschließenden ausgeprägten depressiven Stimmungslage mit häufigen Suizidgedanken konnte sich die Patientin aber körperlich und psychisch nicht weiter erholen und suchte – aufgrund ihrer positiven Erfahrungen mit einer zwanzig Jahre zurückliegenden Psychotherapie – erneut Hilfe. Wegen eines ärztlicherseits kaum zu beeinflussenden zusätzlichen Symptoms (wohl infolge der ausgeprägten und langwierigen Chemotherapie) hatte die Patientin in den letzten Wochen erneut mehrere Fachärzte konsultiert und war tief enttäuscht, daß sich praktisch alle ohne für sie brauchbare Behandlungsempfehlungen zurückzogen. Damit wiederholte sich gleichzeitig eine ihr vertraute Konstellation aus ihrer Kindheit. Ich erlebte schwerste Vorwürfe gegenüber diesen behandelnden Kollegen; ich fühlte mich selbst brüskiert, indirekt zunehmend angeklagt und geriet immer mehr in die Versuchung, das Bemühen dieser Kollegen zu verteidigen. Dazu traten bei mir Phantasien auf, ob ich mich nicht bei der Behandlung dieser Patientin übernommen hätte und ob die geklagte körperliche Symptomatik nicht doch Ausdruck eines Rezidivs ihrer Krebserkrankung sei (damit wäre nicht ich für sie mehr zuständig, sondern erneut der behandelnde Internist!). In der nächsten Behandlungsstunde geriet ich so in den Sog ihrer anklagenden, vorwurfsvollen aber bezüglich der Zielrichtung nicht bewußten Gefühle, daß ich meine eigene Reaktion verschob, d. h. anschließend zu Hause an unseren Sohn, dem ich vorwarf, sich nicht an gewisse häusliche Spielregeln zu halten. In der folgenden Behandlungsstunde entspannte sich die Situation schlagartig: Die Patientin hatte in dieser letzten Stunde von ihren Ekelgefühlen erzählt, die sie akut erlebt hatte, als ein Hund bei Bekannten mit seiner kalten Schnauze an ihre Hand ging und sie ableckte. Sie hatte den Arm zurückgerissen und sei tief betroffen über ihre Reaktion gewesen. Nach der letzten Stunde habe sie bei einem Spaziergang Pferde auf der Koppel gesehen. Diese seien zu ihr gekommen, um sich streicheln zu lassen und hätten auch versucht, ihre Hand abzulecken. In diesem Augenblick habe sie sich akut übergeben müssen und alles herausgebrochen. Gleichzeitig spürte sie den Impuls, sich in den Stacheldraht zu werfen und sich damit selbst zu zerstören, „außerdem habe ich mich umgeguckt, wo ein Haken oder ein Ast war, um mich sofort aufzuhängen". Dann fügte sie mit verständniswerbendem Unterton hinzu, „nur das Wissen, daß ich heute hier in die Stunde kommen würde, hat mich davon abgehalten". Plötzlich waren ihr auch die Ekelgefühle zugänglich. Ihr fiel ihre mehrfache Vergewaltigung als junges Mädchen durch die Russen ein, wobei sie am ganzen Körper, speziell im Unterleib aber auch im Gesicht und an den Armen mit Sperma, Schleim und Blut bedeckt war. Diese Erinnerung führte zurück zu den Frauen in der Familie, die sie einerseits nicht vor der Vergewaltigung geschützt hatten und andererseits hilflos und unbrauchbar danebenstanden und auch später kaum in irgendeiner Weise liebevoll oder freundlich reagierten. Damit wiederholte sich ebenfalls eine bis weit in die Kindheit zurückreichende Situation der Unbrauchbarkeit ihrer Mutter. Als dieses ausgesprochen und gedeutet war, war die gesamte aggressive Stimmung, die ich so intensiv in der Gegenübertragung in den Stunden ansteigend davor erlebt hatte, verschwunden. Meine Patientin konnte ein Stück über ihre Verlassenheit trauern und sich erneut bewußt machen, wie weit sie unverändert Hilfe in dieser schwierigen, immer noch lebensbedrohlichen Situation nach ihrer Krankheit benötigte. Für mich waren in dieser Situation deutlich: die ansteigende, in der Gegenübertragung kaum erträgliche, dennoch nicht zugelassene Wut und Empörung; der aufblitzende schwere aggressive Impuls und die sofort in Abwehr auftauchenden selbstzerstörerischen bzw. suizidalen Impulse.

Diese Annäherungen verdeutlichen m. E., welchen gefühlsmäßigen Konflikten jüngere Behandler in Begegnung mit Alterssuizidalen begegnen. In unbewußter Wahrnehmung dieser Gefühle versuchen sie Reaktionen zu vermeiden, indem sie diese Patienten überhaupt nicht behandeln oder sich auf einen kurzen anfänglichen Kontakt mit diesbezüglicher Aktivität beschränken. In der Gegenübertragung werden im Rahmen notwendiger längerfristiger Behandlungsprozesse ausgeprägte ohnmächtige Wut, Haß und Vorwurfsgefühle sichtbar, die mit Hilfe der beiden psychoanalytischen Konzepte, d. h. der „klassischen" Theorie des Suizids (S. Freud, Abraham) und der Narzismustheorie (Henseler 1974) verstehbar und damit zugängig werden. Erst das Erkennen, Ertragen und Bearbeiten dieser Übertragungskonstellation – womit die Gefühle als auch übertragende Gefühle identifiziert werden können – erlaubt einen therapeutischen Zugang mit oft erstaunlichem und langanhaltendem Erfolg. Die Tatsache, daß diese Suizidalen alt sind, verleitet uns allerdings zu oft, daß wir uns gemeinsam mit ihnen am „Ende des Lebens" eben nicht mit diesen tiefgreifenden Gefühlen befassen wollen und auch nicht befassen.

Zusammenfassung

Ausgehend von seinen Annäherungen und Zugängen zur Thematik verdeutlicht Radebold, welchen gefühlsmäßigen Konflikten jüngere Behandler im Umgang mit Alterssuiziden begegnen auf dem Hintergrund von Übertragung bzw. Gegenübertragung. In der Gegenübertragung werden im Rahmen notwendiger längerfristiger Behandlungsprozesse ausgeprägte ohnmächtige Wut, Haß und Vorwurfsgefühle sichtbar, die mit Hilfe der beiden psychoanalytischen Konzepte, d. h. der „klassischen" Theorie des Suizids und der Narzißmustheorie verstehbar und zugängig werden. Erst das Erkennen, Ertragen und Bearbeiten dieser Übertragungskonstellationen erlaubt einen therapeutischen Zugang.

Schlüsselwörter

Übertragung; Gegenübertragung; Objektbeziehung; regelhafte und umgekehrte unbewußte Übertragungskonstellationen

Suicidal tendency and counter-transference toward the psychoanalytical therapist – crucial, sensitive problems in the treatment situation

Summary

The emotional conflicts affecting younger psychotherapists in the treatment of the elderly with suicidal tendencies against the background of transference resp. counter-transference toward the therapist are discussed. In counter-transfer pronounced helpless rage, hatred, and feelings of reproach become evident during the neccesary, long-term treatment. These can be made understandable and manageable with the help of two psychoanalytical concepts, i. e., the "classical" theory of suicide, and the theory of narcissism. Only the recognition, acceptance, and handling of these constellations of transference allow therapeutic access.

Keywords

Transference; counter-transference; object-loss; regular and reversed unconscious constellations of transference

Literatur

1. Arolt V, Schmidt EH (1990) Die psychotherapeutische Behandlung depressiver Erkrankungen im höheren Lebensalter. Vortrag Kongress DGPN Bonn
2. Deutsche Gesellschaft Psychotherapie, Psychosomatik, Tiefenpsychologie (DGPPT). Praxisstudie zur psychotherapeutischen Versorgung, Hamburg, 1988
3. Erlemeier N (1988) Suizidalität im Alter. Z Gerontol 21: 267–276
4. Goeppert S (1976) Grundkurs Psychoanalyse. Reinbek b Hamburg
5. Henseler H (1974) Narzißtische Krisen – Zur Psychodynamik des Selbstmordes. Rowohlt, Reinbek b Hamburg
6. Ohlmeier D, Radebold H (1972) Übertragungs- und Abwehrprozesse in der Initialphase einer Gruppenanalyse mit Patienten im höheren Lebensalter. Grp psychother Grp dyn 5: 289–302
7. Radebold H (1974) Zur Indikation direkter und indirekter psychotherapeutischer Verfahren im Bereich der Geriatrie. akt geront 4: 479–483
8. Radebold H (1976) Psychoanalytische Gruppentherapie mit älteren und alten Patienten (II. Mitteilung über spezifische Aspekte). Z Geront 9: 128–142
9. Radebold H (1979) Der psychoanalytische Zugang zu dem älteren und alten Menschen. In: Petzold H, Bubolz E (Hrsg) Psychotherapie mit alten Menschen. Junfermann, Paderborn, 89–108
10. Radebold H (1988) Warum behandeln wir als Psychoanalytiker keine Älteren? psychosozial 11: 44–53
11. Radebold H (1992) Psychodynamik und Psychotherapie Älterer. Springer, Berlin, Heidelberg
12. Radebold H, Schlesinger-Kipp G (1982) Zur Alterssuizidalität – Literaturergebnisse und psychotherapeutische Behandlungsansätze. In: Reimer Ch (Hrsg) Suicid-Ergebnisse und Therapie. Springer, Berlin, Heidelberg
13. Radebold H, Rassek M, Schlesinger-Kipp G, Teising M (1987) Zur psychotherapeutischen Behandlung älterer Menschen. Lambertus, Freiburg
14. Reimer C (1982) Interaktionsprobleme mit Suizidenten. In: Reimer C (Hrsg) Suicid-Ergebnisse und Therapie. Springer, Berlin, Heidelberg, S 191–206
15. Teising M (1988) Suizidalität im Alter und ihre (psycho-)therapeutische Behandelbarkeit. Inaugural-Dissertation. Gesamthochschule Kassel.

Anschrift des Verfassers: Prof. Dr. H. Radebold, Fachbereich Sozialwesen/Interdisziplinäre Arbeitsgruppe für angewandte Soziale Gerontologie (ASG), GHK Universität, Arnold-Bode-Str. 10, W-3500 Kassel

Suizid im Alter: Brauchen wir eine neue 'Ars moriendi'?

A.E. Imhof

Fachbereich Geschichtswissenschaften der Freien Universität Berlin

Einleitung

Angesichts der versammelten Sachkompetenz auf dieser Zweiten Kasseler Gerontologietagung kann es nicht die Aufgabe eines Historikers sein, Stellung zu gerontologischen, soziologischen, psychologischen, medizinischen, ökonomischen und dergleichen Aspekten des Themas „Suizid im Alter" mehr zu nehmen. Ebenso wenig aber ist es – wie vom einen oder anderen vielleicht erwartet – meine Absicht, zu einem Exkurs über „Altersselbstmord in der Geschichte" auszuholen. Nicht daß es keine Quellen zu diesem Thema gäbe. Auch wären bei gehöriger Quellenkritik hinsichtlich der lange Zeit üblichen staatlich-kirchlichen Pönalisierung sowie der gesellschaftlichen Ächtung von Selbsttötungen mit entsprechenden Vertuschungsversuchen substantielle Aussagen m.E. durchaus möglich. Man erinnere sich daran, daß schon die frühesten Todesursachenformulare des ersten Statistischen Zentralbüros der Welt (Stockholm 1749) eine eigene Rubrik für Suizide aufwiesen. Wie in allen anderen Rubriken waren auch hier die Eintragungen nach Sterbealter und Geschlecht vorzunehmen. Diese Bestandsaufnahmen existieren ununterbrochen Jahr für Jahr seit der Mitte des 18. Jahrhunderts für sämtliche Kirchengemeinden im gesamten damaligen schwedisch-finnischen Königreich: eine glänzende Basis für historische Studien zum Tagungsthema – würde man denken. Wenn bloß die Selbstmordrubriken tatsächlich Eintragungen aufwiesen. Während langer Zeit ereigneten sich vielerorten in Schweden-Finnland, laut jenen Bestandsaufnahmen, jedoch überhaupt keine Selbstmorde. „Unfälle aller Art" – auch im Alter – waren dagegen häufig.

Ausgangspunkt meiner Überlegungen ist die Abbildung 1. Sie zeigt einerseits am Beispiel von Berlin (West) die Verteilung von Selbsttötungen im Jahre 1987 nach Alter und Geschlecht je 100 000, andererseits die prozentuale Zunahme der Zahlen von Männern und Frauen in Deutschland, die während der letzten hundert Jahre ein Alter von 70, 80, 85 und mehr Jahren erreichten. Betrachtet man die beiden Graphikteile gemeinsam, bleibt auch bei einem Historiker die Konsternation nicht aus. Einerseits steigen, was Fachleuten wie Bergener (1986), Böhme/Lungershausen (1988), Christe (1989), Kleiber/Filsinger (1989), Schobert (1989) oder Uchtenhagen/Jovic (1990) seit langem bekannt ist, die Selbstmordraten in höheren Lebensjahren an, vor allem bei den Männern und vor allem im Vierten Alter. Anderseits sind es

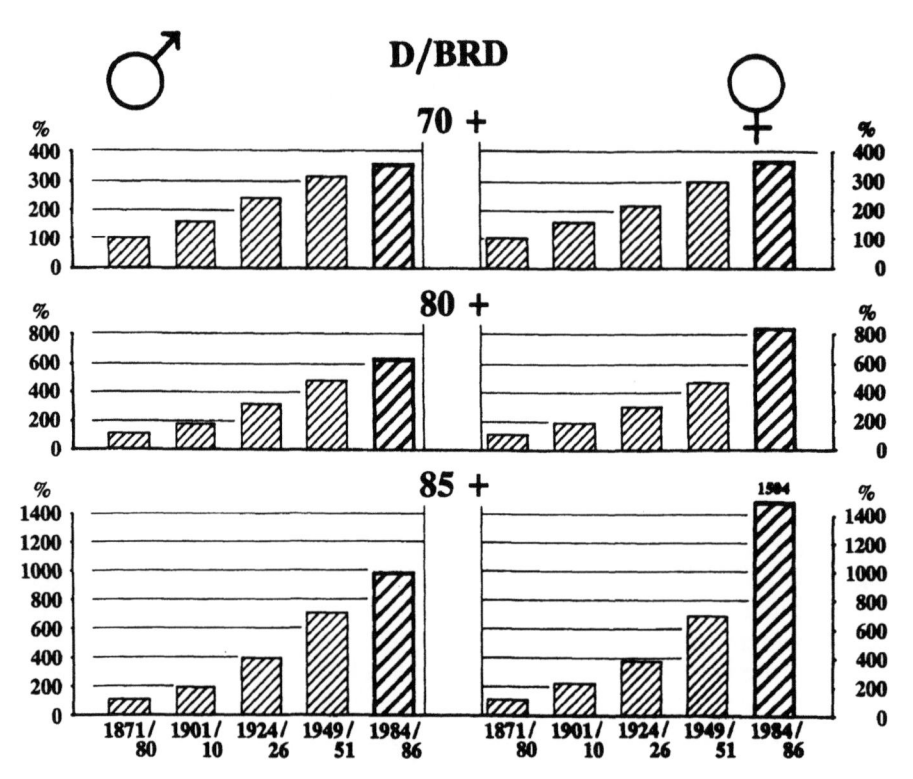

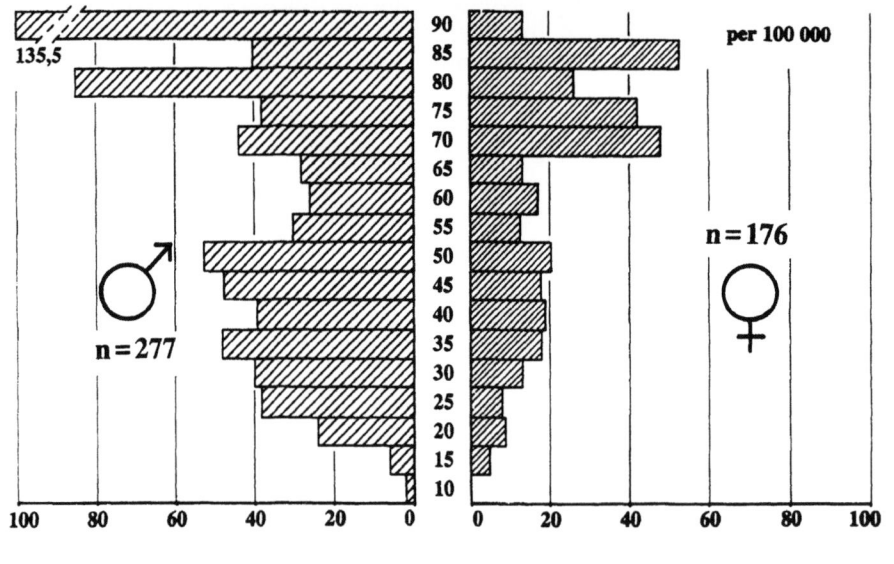

gerade diese höheren Lebensalter, die besonders rasch zunehmen. So erreichten 1984/86 prozentual 3,6 mal so viele Männer wie 1871/80 ein Alter von 70, 6,3 mal mehr von 80 und 9,7 mal von 85 Jahren. Bei den Frauen lauten die entsprechenden Zahlen: 3,7, 8,3 und 15,0. Ein Ende der raschen Zunahme dieses Gefährdetenpotentials ist nicht abzusehen.

Hinzu kommt bei mir eine weitere Konsternation. Die meisten Länder der Erde folgen uns bezüglich des Sterbealteranstiegs mit größerem oder geringerem Zeitverzug nach. Meistenorts erreichen somit immer mehr Menschen das „gefährdete Alter" (Nayar 1985 und Sharma/Dak 1987 für Indien, Chen/Jones 1989 für Südostasien, Saad et al. 1990 für Brasilien, speziell São Paulo). Diese lateinamerikanischen bzw. asiatischen Schwellen- und Entwicklungsländer habe ich hier ausgewählt, weil mir die Verhältnisse dort aufgrund wiederholter historisch-demographischer Lehr- und Forschungsaufenthalte nicht ganz unbekannt sind.

Wenn es denn stimmt, worauf Boiffin bereits 1982 in seinem Artikel „Suicides des personnes âgées" hingewiesen hat, daß nämlich „La réalité est brutale. Le suicide devient de plus en plus fréquent au fur et à mesure qu'on avance en âge et touche plus l'homme que la femme. C'est une constation très générale quels que soient le pays, la culture" (A. Boiffin in: La Revue de Médecine 15, 1982, 771), dann haben wir allen Grund, uns auch vor diesem weltweiten Hintergrund des Problems mit aller Intensität anzunehmen. Wir in den Ländern der Ersten Welt können uns eine Konzentration auf derartige „Begleiterscheinungen" des Vierten Alters am ehesten leisten, während anderswo *gleichzeitig auch* noch Probleme zu lösen sind, die wir so nicht mehr kennen. Wir sollten ein solches intensives Nachdenken somit nicht nur unseretwegen betreiben, sondern – arbeitsteilig – auch ihretwegen. So wurden beim letzten Zensus in Indien (1981) 2,3 % Personen in einem Alter von 70 und mehr Jahren registriert. Angesichts einer Gesamtbevölkerung von damals rund 700 Millionen waren das allerdings *sechzehn Millionen Einzelschicksale*, für indische Verhältnisse sechzehn Millionen sehr alte Menschen – mit all ihren Problemen. Gleichzeitig betrug jedoch der Anteil der Jungen unter 15 Jahren 39,5 % oder 277 Millionen (Nayar 1985, 5; Sharma/Dak 1987, 30)! Verständlicherweise drängen sich Probleme der Säuglings- und Kindersterblichkeit, der Familienplanung, der Schulung und Ausbildung in den Vordergrund und erhalten Vorrang.

Um auf unsere *eigenen* Probleme und damit das Thema „Suizid im Alter" zurückzukommen, so ist es für meine Überlegungen im folgenden weniger von Belang, wie groß oder wie *klein* die *absoluten* Selbstmordziffern im höheren Lebensalter sind, demzufolge auch nicht der Hinweis, daß sich die meisten Menschen selbst im Vierten Alter *nicht* umbringen. Allein der Umstand, daß dem „Suizid im Alter" eine eigene Tagung gewidmet ist, läßt darauf schließen, daß die Problematik auch angesichts relativ kleiner absoluter Zahlen gravierend genug ist, um gründlich erörtert zu werden. Ich möchte noch einen Schritt weitergehen und im Hinblick auf die vermehrten „erfolgreichen" Alterssuizide nicht nur an die anzunehmende Spitze eines Problem-Eis-

◀ Abb. 1 Oben: Zunahme der Anzahl Männer und Frauen in Deutschland (nach dem Zweiten Weltkrieg in der Bundesrepublik), die zwischen 1871/80 und 1984/86 unter jeweils 100 000 ein Alter von 70, 80, 85 und mehr Jahren erreichten. Skalierung: 100 % = Zahl pro 100 000 in der Ausgangsperiode 1871/80.
Unten: Durch Selbstmord gestorbene Personen in Berlin (West) 1987 nach Altersgruppen und Geschlecht je 100 000. Absolute Zahlen männlich: 277, weiblich: 176.
Quellen: Adaptiert nach: Die Lebenszeit 1988, Abb. 67. – Im Bildersaal der Geschichte 1991, Abb. 10.

berges erinnern, sondern das Faktum an sich als Symptom eines − nennen wir es einmal ganz allgemein − „Unbehagens im Alter" auffassen. So betrachtet kann dann m.E. auch der Historiker etwas zum besseren Verständnis und damit zur langfristigen Prävention von Altersselbstmord beitragen.

Um einen letzten Punkt klarzustellen: Es geht mir bei meinen Ausführungen nicht um eine gelehrte Studie, sondern darum, möglichst viele Leser zum weiteren *eigenen* Nachdenken anzuregen. Beschwerende Fußnoten lasse ich deshalb weg. Wer weiteres zum Thema lesen will, findet am Schluß des Beitrags jedoch einige entsprechende Hinweise. Zum *Nachdenken* notwendig sind sie nicht.

I. Die alte 'Ars moriendi'

Es gab einmal eine Zeit, als die Menschen bei uns das Sterben *lernten*. Zwar gehörte die Betreuung Dahinscheidender auch im hohen Mittelalter längst zu den traditionellen seelsorgerlichen Obliegenheiten. Doch starben während der immer wieder ausbrechenden Epidemien oft derart viele Menschen gleichzeitig − man denke an die gewaltigen Pesteruptionen ab der Mitte des 14. Jahrhunderts −, daß die Zahl der Geistlichen bei weitem nicht ausreichte. Jedermann mußte somit darauf gefaßt sein, *ohne* Beistand allein von hinnen zu gehen.

Um unter solchen Umständen in der letzten, für das Seelenheil nach damaliger Auffassung jedoch alles entscheidenden Stunde nun nicht eine leichte Beute teuflischer Versuchungen zu werden, gab es einen in kirchlicher Regie erstellten „Leitfaden des gottwohlgefälligen Sterbens für alle". Jeder sollte sich diese „Kunst des Sterbens" möglichst früh im Leben aneignen, um daraufhin stets und jederzeit gewappnet zu sein.

Ihren Zweck konnte eine solche „Kunst des Sterbens für alle" nur dann erfüllen, wenn sie allgemeinverständlich war. Eine gelehrte theologische Abhandlung, noch dazu in Latein, hätte das Ziel ebenso verfehlt wie jede längere schriftliche Ausführung überhaupt. Buchstabieren, geschweige denn Lesen oder gar das Gelesene verstehen waren damals bei weitem nicht jedermanns Sache.

So besteht denn jene alte 'Ars moriendi' jeweils nur aus einer Sequenz von elf „sprechenden" Holzschnitten, gegebenfalls Kupferstichen. Im Gegensatz zur 'Ars moriendi'-Literatur, die es in wachsendem Umfang seit dem 11. Jahrhundert für den theologisch-seelsorgerlichen Gebrauch ebenfalls gab und die selbstverständlich die Grundlage auch der kondensierten Version in graphischer Form war, spricht man bei dieser letzteren von der 'Bilder-Ars'. Ihre größte Verbreitung hatte sie in der zweiten Hälfte des 15. Jahrhunderts. Noch heute gibt es Exemplare davon − Originale oder Facsimiles − in praktisch allen größeren Bibliotheken Europas. Sich in sie zu vertiefen lohnt nach wie vor ungemein (Rudolf 1957, Illhardt 1989, Wagner 1989, Ars moriendi 1991).

Während die einen 'Bilder-Ars'-Auflagen eine beschränkte Zahl von erläuternden Spruchbändern oder Sprechblasen enthalten − in Latein oder in den verschiedenen Landessprachen −, kommen andere ohne jeglichen Text aus. Zwar mögen dann im Anschluß an die Bilder erklärende Ausführungen mit passenden Bibelzitaten abgedruckt sein. Doch zum Verständnis unbedingt notwendig waren diese nicht. Die künstlerisch-pädagogische Gestaltung der Bilder war so hervorragend, daß − den Absichten entsprechend − auch Illiteraten diese „Kunst des Sterbens" im „Do it yourself-Verfahren" lernen konnten. − Über die künstlerische Urheberschaft streiten sich die Gelehrten noch heute.

Im Prinzip gehören stets zwei Holzschnitte zusammen. Sie zeigen sämtlich einen „Jedermann" um die Vierzig auf einem Sterbelager. Die Nummern 1, 3, 5, 7 und 9 bringen die in der letzten Stunde zu erwartenden fünf gefährlichsten Versuchungen drastisch zum Ausdruck: Versuchung im Glauben, Versuchung durch Verzweiflung, Versuchung durch Ungeduld, Versuchung durch Hochmut, Versuchung durch zeitliche Güter. In den Antwortbildern 2, 4, 6, 8 und 10 eilen stets himmlische Mächte herbei, um dem Sterbenden beizustehen und ihm Mut im Ausharren und Standhaftbleiben zu machen. Dabei verweisen sie ihn sowohl auf Heilige als Vorbilder wie auch auf „gewöhnliche Sterbliche", die vor ihm denselben Versuchungen erfolgreich widerstanden hatten. Das singuläre elfte Bild zeigt schließlich das Happy End. Die eben ausgehauchte Seele des Verstorbenen wird in Form eines kleinen Kindes von einem bereitstehenden Engel in Empfang genommen und gen Himmel zu den wartenden Heerscharen geleitet. Der Jedermann war auf die Sterbestunde mit ihren letzten Versuchungen gut vorbereitet und in seinen Entscheidungen dem Glauben und den Tugenden treu geblieben. Der ewigen Glückseligkeit in der Herrlichkeit Gottes stand nichts mehr im Wege.

Wer – dem Jedermann gleich – diese „Kunst des Sterbens" einmal gelernt hatte und sie beherzigte, brauchte die Todesstunde nicht mehr zu fürchten, mochte sie dann kommen, wann immer sie wollte. Selbst die Wahrscheinlichkeit eines einsamen Todes flößte nicht länger Angst ein.

Als Beispiel aus der elfteiligen Serie gebe ich der Abbildung 2 den Holzschnitt 8 wieder. Dabei handelt es sich, wie erinnerlich, um die Antwort auf die Versuchung zum Hochmut und zur Selbstüberheblichkeit. In der vorausgegangenen Nummer 7 war zu sehen gewesen, wie einige Teufel dem Sterbenden drei Kronen anboten. Er hätte, so meinten sie, ihren bisherigen Versuchungen glänzend widerstanden und würde es deshalb nun mehr als verdienen, gekrönt zu werden. „Exalta teipsum!" und „Gloriare!" hieß es dort auf den Spruchbändern. „Sei doch bloß nicht so bescheiden!", sondern „Erhöhe dich selbst!"

Im hier wiedergegebenen Antwortbild ist nun zu erkennen, wie nicht weniger als drei Engel herbeigeeilt sind, um dem Bedrängten Mut zu machen. Rückenstärkung erfahren sie – ganz hinten im Bild – durch die göttliche Dreieinigkeit; der Heilige Geist erscheint in Form einer Taube. Daneben steht außerdem die Muttergottes. Der eine Teufel – vorn in der Mitte – ist völlig am Boden zerknirscht. Ein anderer verkriecht sich unter das Bett. „Victus sum!" Doch wer bräuchte das lesen zu können? Ein jeder versteht auch so – heute so gut wie damals – daß die teuflische Versuchung zum Hochmut nicht gefruchtet hat.

Ebenso wenig bedurfte seinerzeit die Verkörperung von Bescheidenheit und Demut irgendeiner Aufschrift oder Sprechblase. Jedermann erkannte in der Figur ganz links außen mit dem T-Kreuz und dem Glöcklein in der Hand sofort den heiligen Antonius den Eremiten. Er galt damals als größtes Vorbild der Selbsterniedrigung. Immer wenn er in der Wüste vom Teufel versucht wurde und ihn der Satan erhöhen wollte, erniedrigte er sich selbst. – Sollte jedoch jemand in dieser Versuchung den Beistand der Engel ausschlagen und den Ermahnungen zur Bescheidenheit nicht Folge leisten, konnte er auch gleich sehen, wie es ihm ergehen würde. Ganz rechts im Bild verschlingt eine riesenhaft aufgerissene, Höllenfeuer speiende Teufelsfratze drei Menschlein, darunter auch einen tonsurierten Mönch. Sie hatten sämtlich der Versuchung zur Selbstüberheblichkeit nicht widerstehen können. „Superbos punio!" – „So bestrafe ich die Hochmütigen!"

107

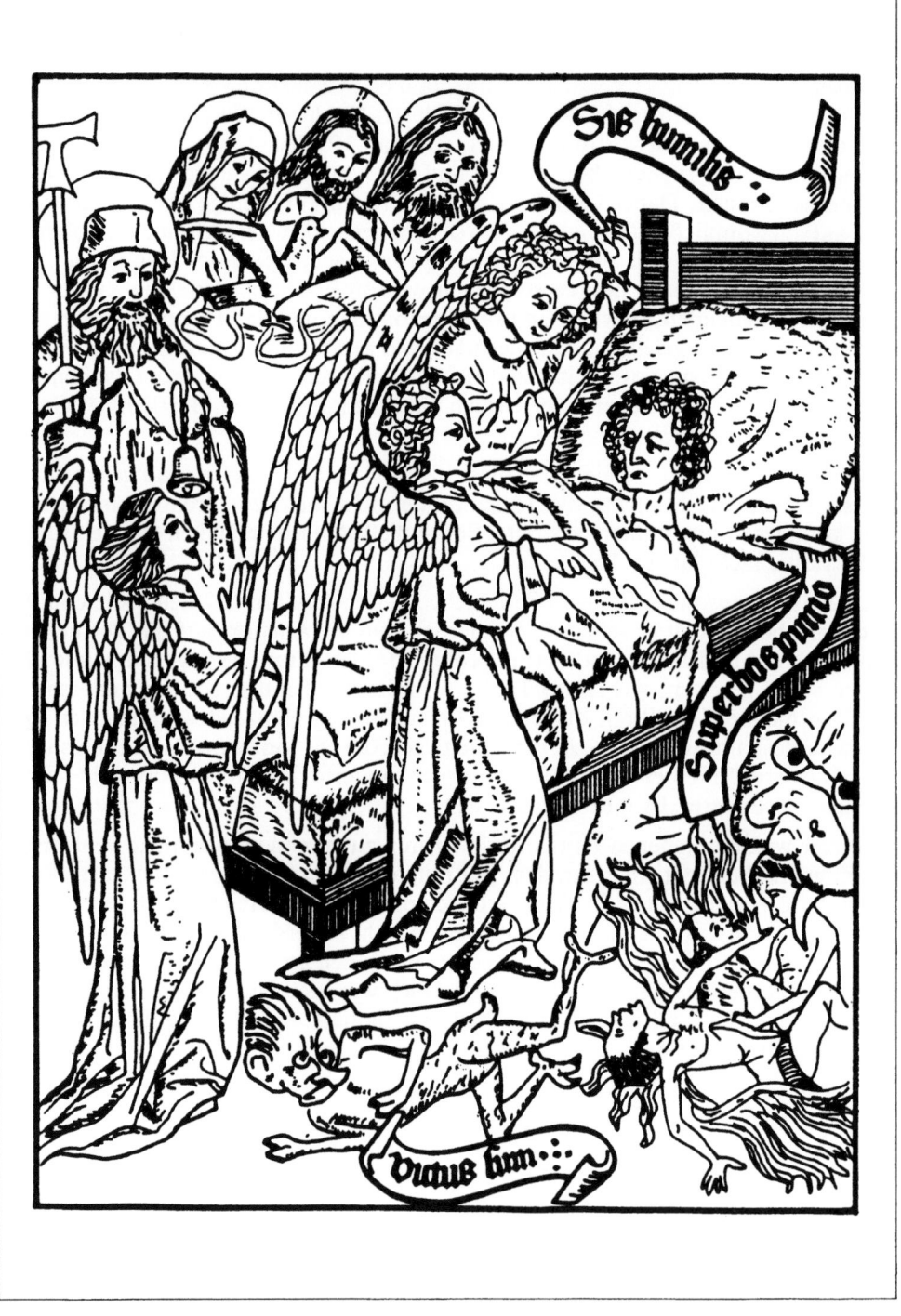

Abb. 2 Ars moriendi (zweite Hälfte 15. Jahrhundert): Trost durch Demut, enthaltend das Spruchband mit der Aufforderung zur Bescheidenheit: „Sis humilis!"
Quellen: Geschichte sehen. Fünf Erzählungen nach historischen Bildern 1990, Abb. 21, Abb. 25. – Ars moriendi. Die Kunst des Sterbens, einst und heute 1991, Abb. 1.

II. Übergang zum heutigen Zustand

Natürlich kann es bei der Frage nach einer zeitgemäßen neuen 'Ars moriendi' nicht darum gehen, jene fünfhundert Jahre alte 'Bilder-Ars' im Reprint-Verfahren wieder aufzulegen oder ein bißchen modernisiert erneut unter die Leute zu bringen. Die seinerzeitige „Kunst des Sterbens" war zutiefst in den damaligen christlichen Vorstellungen verankert. Diese aber sind vielen von uns mittlerweile weitgehend abhanden gekommen. Sehr wohl jedoch lohnt es sich, über die damaligen Wirkungsmechanismen nachzudenken. Was unseren Vorfahren vor einem halben Jahrtausend gelang, sollte auch uns unter veränderten Gegebenheiten doch nicht unmöglich sein.

Eine der großen Stärken und damit der Ursachen für den durchschlagenden Erfolg jener 'Ars moriendi' war, daß sie von den damaligen *Realitäten* ausging: (1) Sehr viele, zeitweise die meisten Menschen würden *einsam*, ohne geistigen Beistand sterben. (2) *Dieses* Sterben mit seinen vorauszusehenden Schwierigkeiten sollte von jedermann ab jungen Jahren *gelernt* werden. (3) Die meisten Sterbenden wären weder Theologen noch Schriftkundige. *Ihnen*, das heißt den „einfachen Menschen" sollte geholfen werden. Entsprechend faßlich, knapp, verständlich mußte die Anleitung sein.

Drängen sich hier nicht *Fragen an jeden von uns* auf? – (1) Sterben nicht auch heute sehr viele Menschen einsam, ohne psychischen Beistand? (2) Sollten nicht auch wir hierauf gefaßt sein und wieder lernen, gegebenenfalls einsam zu sterben? Was nützt es, illusorische Wünsche zu hegen und zu fordern: „Sterbende brauchen Solidarität" (Torsten Kruse/Harald Wagner [Hrsg.]; München: Beck 1986), wenn die Realität häufig dann doch eine andere ist? (3) Sind nicht auch heute noch immer die meisten Sterbenden „einfache Menschen"? Ihnen ist mit weitschweifig gelehrten Abhandlungen über Sterben und Tod nicht gedient. (4) Haben nicht viele unter uns den (christlichen) Glauben so weit verloren, daß wir aus frommen Sprüchen weder länger Zuversicht noch Trost zu schöpfen vermögen?

Sehen wir all diesen Realitäten heute ebenso ins Auge, wie es unsere Vorfahren seinerzeit mit den ihren taten? Und was unternehmen wir, um die damit verbundenen Probleme zu bewältigen? Ich stelle diese Frage hier bewußt im Zusammenhang mit einem Symposium über „Suizid im Alter"!

Im Gegensatz zu früher stehen heute bei weitem nicht mehr alle Alter dem Sterben fast gleich nahe. „Mitten wir im Leben/sind vom Tod umgeben" stimmt so längst nicht mehr. Altsein und bald sterben sind beinahe identisch geworden. Menschen im Vierten, dem suizidgefährdetsten Alter stehen quasi mit dem Rücken zur Wand. Sie tun dies umso eher, je mehr ihr Zustand mit der Situation übereinstimmt, die in den Abbildungen 3 bis 5 zum Ausdruck kommt. Diese Darstellungen sind zugegebenermaßen drastisch, möglicherweise auch allzu vereinfachend oder zu überspitzt. Meine Absicht damit ist jedoch – um es zu wiederholen –, möglichst viele Leser zum eigenen Nachdenken anzustacheln.

Was ferner allfällige quellenkritische Einwände betrifft, so bin ich nicht bereit, mich bei so sensiblen Fragen wie den nun folgenden nach dem Glauben an eine Auferstehung, an ein ewiges Leben, an ein Jenseits, an eine Weiterexistenz nach dem Tod und dergleichen mehr auf Umfrage-Ergebnisse zu verlassen. Wer unter uns wäre schon bereit, sich einem Außenstehenden, einem fremden Befrager zu offenbaren? Eine ehrliche Antwort wird man, wenn überhaupt, höchstens sich selber geben. So fordere ich denn jeden Leser dazu auf, die in den Abbildungen 3 bis 5 angeschnittenen Fragen und Probleme für sich selbst durchzudenken und zu beantworten.

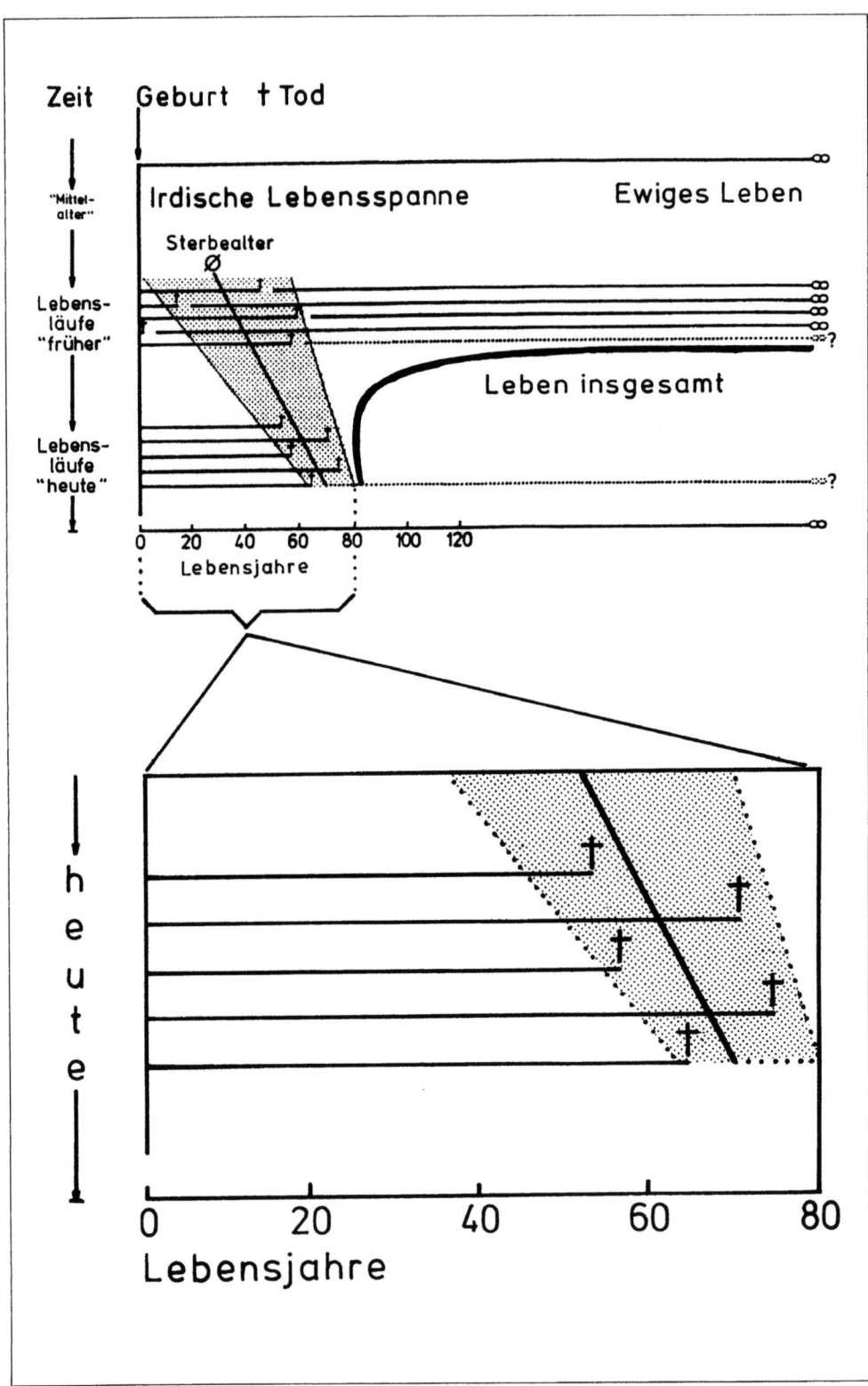

Im oberen Teil der Abbildung 3 sehen wir, wie von einer senkrechten, mit „Geburt" überschriebenen Achse zweimal fünf waagerechte Linien ausgehen. Sie meinen je fünf „Lebensläufe". Bei den ersten fünf handelt es sich um Lebensläufe „früher", sagen wir vor vier- oder fünfhundert Jahren, oder eben zu Zeiten der 'Ars moriendi'. Die zweiten fünf stellen Lebensläufe „heute" dar. „Früher" war das Leben der meisten Menschen aufgrund von „Pest, Hunger und Krieg" fast permanent irgendwie bedroht. Als Folge währte der eine Lebenslauf zwei Tage, der andere fünf Jahre, ein dritter zwanzig, ein vierter und fünfter sechzig oder noch mehr Jahre. Das „durchschnittliche" Sterbealter lag, rein rechnerisch, bei etwa 25, 30 Jahren. Natürlich starben auch damals die wenigsten Menschen in diesem „Durchschnittsalter". Charakteristisch war für jene Epoche der permanenten Lebensunsicherheit vielmehr die gewaltige Streubreite der Sterbealter. Sie reichte von null (= Totgeburt) bis zu neunzig Jahren und darüber.

Heute ist die Streuung dagegen fast brennpunktartig gebündelt. Gleichzeitig wurde ihr Mittelwert kräftig angehoben. Die Mehrzahl aller Sterbefälle ereignet sich nunmehr zwischen dem sechzigsten und dem achtzigsten Altersjahr. Dies wiederum bedeutet, daß wir mit unserem Leben auf viele Jahrzehnte hinaus *rechnen* können. Nicht zu unrecht fühlen wir uns „in den besten Jahren" schon fast ein bißchen unsterblich. Das Gefühl ist zwar trügerisch, doch verständlich. Ich würde deshalb auch nicht behaupten – wie häufig zu hören –, daß *wir* Sterben und Tod verdrängt hätten. Vielmehr bedrängen uns Sterben und Tod nicht länger von Tag zu Tag während unseres ganzen Lebens. Auf Zeit haben *sie* sich hinter die Kulissen zurückgezogen.

Obwohl hier nicht der Raum ist weiter auszuholen, möchte ich an dieser Stelle doch, und zwar im besonderen Hinblick auf das Tagungsthema „Suizid im Alter", zu bedenken geben, ob wir nicht trotzdem gut daran täten, Sterben und Tod auch in unseren „besten Jahren" häufiger ins Bewußtsein zurückzuholen. Ich meine dies nicht in der Form eines ständigen lähmenden „Memento mori!", sondern eher in der Art, daran zu denken, daß unser Leben trotz den „gewonnenen Jahren" endlich geblieben ist, daß Sterben und Tod dazu gehören. Für viele Menschen (im Vierten Alter) käme dann die Konfrontation vielleicht nicht so unerwartet, bedrückend und paralysierend.

Eine diesbezügliche Quelle der Inspiration könnten Kunstwerke zum Thema Tod sein. Allerdings gibt es wenige, die nicht einen brutal dreinschlagenden, terrorisierenden „Pest, Hunger und Krieg"-Tod zeigen – à la Böcklin in „Der Krieg" (Dresden/Zürich, 1896) oder „Die Pest" (Basel, 1898), sondern – wie ich ihn an anderer Stelle nannte und wie es ihn in all den Jahrhunderten eben realiter kaum gab – einen „lieblichen Tod", einen Tod „mit dem man reden kann". Zu diesen seltenen Beispielen gehören mehrere Arbeiten des Finnen Hugo Simberg (1873–1917). Ich habe deshalb sein Bild „Im Garten des Todes" von 1896 (Original im Kunstmuseum Ate-

◀ Abb. 3 Entwicklung unserer Lebensspanne im Verlaufe der letzten Jahrhunderte: einige Jahre mehr auf Erden, aber eine verlorene Ewigkeit.
Oben: „Früher" bestand das Leben aus zwei Teilen: einem befristeten irdischen und – gemäß christlichem Glauben an Auferstehung und ewiges Leben – einem jenseitigen unendlichen.
Unten: Für alle, die diesen Glauben mittlerweile verloren haben, hat sich das Leben insgesamt unendlich verkürzt. Der irdische Teil ist alles, was uns geblieben ist. Sterben und Tod sind nicht länger „Passagen", sondern Endstation.
Quelle: Weiterentwickelt nach: Die verlorenen Welten. Alltagsbewältigung durch unsere Vorfahren – und weshalb wir uns heute so schwer damit tun. 1985, Abb. 36 – Im Bildersaal der Geschichte. Oder: ein Historiker schaut Bilder an. 1991, Abb. 27.

neum in Helsinki) für den Umschlag des Buches „Lebenserwartungen in Deutschland" gewählt (1990; bezüglich des Themas Tod und Kunst vgl. Jansen 1989 sowie Schuster ebenfalls 1989). Mit diesem Simbergschen Tod läßt sich in der Tat Zwiesprache halten. Er drängt sich nicht auf, sondern lädt uns dazu ein.

All das, was ich bisher zum oberen Teil der Abbildung 3 ausführte, war jedoch nur die eine Seite der Medaille, nämlich die irdische. Wenn wir dort nochmals die fünf Lebenslauf-Linien „früher" betrachten, stellen wir fest, daß es zwar richtig ist zu sagen, die irdische Lebensspanne sei damals sehr unsicher und ganz unterschiedlich lang gewesen. Doch war dieser Teil für die meisten Vorfahren nicht alles. Sterben und Tod bedeuteten für sie, zumindest für die große Mehrzahl der Gläubigen unter ihnen, nicht das Ende, sondern eine „Passage". Anschließend gab es die Auferstehung von den Toten und dann das *ewige* Leben. Für sie setzte sich der Lebenslauf somit aus zwei Teilen zusammen: einem mehr oder weniger kurzen, mehr oder weniger wichtigen irdischen, und einem ungleich wichtigeren und längeren, eben dem ewigen Teil. Nur bei einem von fünf Lebensläufen habe ich die Strecke im „Jenseits" gepunktet eingetragen und sie am Ende mit einem Fragezeichen versehen. Zweifler und Ungläubige gab es zu allen Zeiten.

Natürlich ist es auch für mich als Historiker schwer zu beurteilen, wieviele unter unseren „christlichen" Vorfahren tatsächlich an eine Auferstehung von den Toten und an ein ewiges Weiterleben *glaubten*. Schließlich kann ich sie dazu nicht mehr befragen. Und selbst wenn sie meine Frage mit „Ja" beantwortet haben würden: wie könnte ich sicher sein, daß sie mir nicht einfach gesagt hätten, was ihnen die Kirche zu sagen und zu glauben nahe- oder auferlegte? Wer würde damals seinen Unglauben schon gerne offen eingestanden haben? Wo es selbst uns Heutigen noch peinlich ist, darüber zu reden? Sicher scheint mir nur, daß es „früher" *mehr* ewigkeitsgläubige Menschen gegeben hat, als dies heute der Fall ist.

„Heute" kommt mir das Zahlenverhältnis zwischen Gläubigen und Ungläubigen eher umgekehrt vor. So habe ich in der Abbildung 3 bei den Lebensläufen für die heutige Zeit nur noch einen von fünfen ins „Jenseits" fortgesetzt, und selbst ihn habe ich gepunktet eingezeichnet und am Ende mit einem Fragezeichen versehen.

Erfassen wir den oberen Teil der Abbildung 3 mit einem Blick, dann stellen wir fest, daß unser Leben auf Erden heute zwar doppelt und drei Mal so lange währt, wie das im Durchschnitt bei unseren Vorfahren der Fall war, daß wir aber durch den gleichzeitigen Verlust unseres Glaubens an die Auferstehung von den Toten und an ein ewiges Jenseits den Gesamtlebenslauf unendlich – in des Wortes eigentlichem Sinn! – *verkürzen*. Denn was ist schon ein drei Mal so langes Leben auf Erden im Vergleich zu einem verlorenen unendlichen im Jenseits? Nichts als ein dürftiger Rest! Dennoch ist es für viele unter uns heute *alles*, was uns geblieben ist. *Diesen* Sachverhalt wollte ich im herausgehobenen unteren Teil der Figur 3 nochmals verdeutlichen. Es gibt dort keine Fortsetzung mehr.

Ob nicht hierin mit ein Grund liegt, weshalb viele von uns heute die Jugend so sehr verherrlichen? Statt nach vorwärts, in Richtung ablaufende Zeit, in Richtung Altern, Sterben, Tod zu blicken, wenden wir uns ein Leben lang zurück und trauern einer weiter und weiter entschwindenden Kindheit und Jugend nach. Denn jene frühen Lebensalter sind selbstverständlich am weitesten von dem für viele unerfreulichen, weil nunmehr endgültigen Schlußpunkt entfernt und damit auch von all dem, was uns in den späten Jahren an Unerquicklichem oft sonst noch erwartet. Könnten wir verkehrter – wiederum in des Wortes eigentlicher Bedeutung – durchs Leben gehen, sozusagen im Krebs-, im Rückwärtsgang?

Daß es vielfache *Zusammenhänge* zwischen einerseits der Entwicklung vom unsicheren zum sicheren Erdenleben und damit dem Eintritt von immer mehr Menschen ins Vierte Alter und andererseits einem zunehmenden Glaubensverlust gibt, ist bei einigem Nachdenken auch leicht nachvollziehbar. Im Prinzip genügt es, wieder an jene Zeile aus der vielen von uns noch bekannten Allerheiligen-Litanei zu erinnern: „Vor Pest, Hunger und Krieg bewahre uns, o Herr!" Wenn es bei uns mittlerweile keine „Pest", keinen „Hunger" und keinen „Krieg" mehr gibt, brauchen wir selbstverständlich auch nicht länger unsere Zuflucht zu diesem Anruf zu nehmen. Man kann denselben Gedankengang auf die gesamte Allerheiligen-Litanei ausweiten: je unsicherer einstmals das irdische Leben war, umso mehr „Heilige" hatten eine bestimmte Nothelfer-Funktion zu erfüllen. Je sicherer es wurde, umso mehr verloren sie diese. Große Teile der Allerheiligen-Litanei wurden überflüssig. Überspitzt könnte man sagen, daß sich der christliche Himmel mehr und mehr „entvölkerte" und mit ihm die Kirchen und Kathedralen als Anlaufstellen beim Flehen um Verschonung. Vor Hunger bewahren uns heute die raschen Gütertransporte und die stets wohlversorgten Lebensmittel-Supermärkte, vor Krieg die Gipfelkonferenzen und Roten Drähte. Und bei einer Erkrankung oder einem Unfall suchen wir Arztpraxen und Hospitäler auf. Natürlich fehlen die Nothelfer dann allerdings auch, wenn Arztpraxen und Hospitäler in der letalen Phase nichts mehr auszurichten vermögen.

Wer den christlichen Glauben an die Auferstehung von den Toten und an das ewige Leben verloren hat, hat im allgemeinen auch jene Weltanschauung eingebüßt, die ich mit der Abbildung 4 illustrieren möchte. Allerdings verhält es sich bei uns im „christlichen Abendland" meist so, daß selbst diejenigen, die den christlichen Glauben und eine christliche Weltanschauung verloren haben oder die im Elternhaus oder in der Schule gar nicht erst in diesem Geiste erzogen wurden oder werden, durchaus noch *wissen*, was dieser Glaube und diese Weltanschauung beeinhalten. Auch sie können somit noch nachvollziehen, was in dieser Abbildung zum Ausdruck gebracht wird.

Zwar handelt es sich hierbei um die Wiedergabe einer bildgewordenen Vision der Heiligen Hildegard, Gründerin des Klosters Rupertsberg bei Bingen am Rhein (1089 – 1179). Aber in ähnlicher Weise dürften sich Tausende und Abertausende unserer gläubigen Vorfahren die Welt, den Aufbau des Kosmos, Erde und Himmel sowie ihr eigenes Sein darin auch vorgestellt haben. Einer der heute besten Kenner von Hildegards Schriften, der Heidelberger Heinrich Schipperges hat dieses Bild in vortrefflicher Weise kommentiert: „Der Urlebendige umfaßt in seiner Liebe und Güte mit weitgespannten Armen den gesamten Kosmos und trägt so die große und die kleine Welt mit all ihren Elementen in seinem Herzen. Inmitten der Welt steht der Mensch auf seiner Erde. Luftraum und Wassersphären, Planeten und Winde wie auch die Feuerkreise umgeben ihn und stehen ihm zur Verfügung. Der Mensch hält das Weltnetz mit den Elementen in seiner Hand. In diesem Bild, das vom Kreis und vom Kreuz geformt wird, erscheint die Welt des Menschen in ihrer inneren Bezogenheit auf ihren Schöpfergott. Seine Liebe ist die Herzkraft des Weltalls" (vgl. die einmontierte Schrift in der Abbildung 4 unten mit bibliographischem Hinweis).

Um hervorzuheben, worauf es mir im vorliegenden Zusammenhang besonders ankommt, habe ich der Legende zu Abbildung 4 die Frage hinzugefügt: „Wo gäbe es gemäß einer solchen Weltauffassung einen einsamen Menschen? Er könnte noch so allein sein – und wäre doch stets aufgehoben in den allumfassenden Armen eines mächtigen Gottes!" – *Und heute?*

Hildegard von Bingen
Der Kosmosmensch

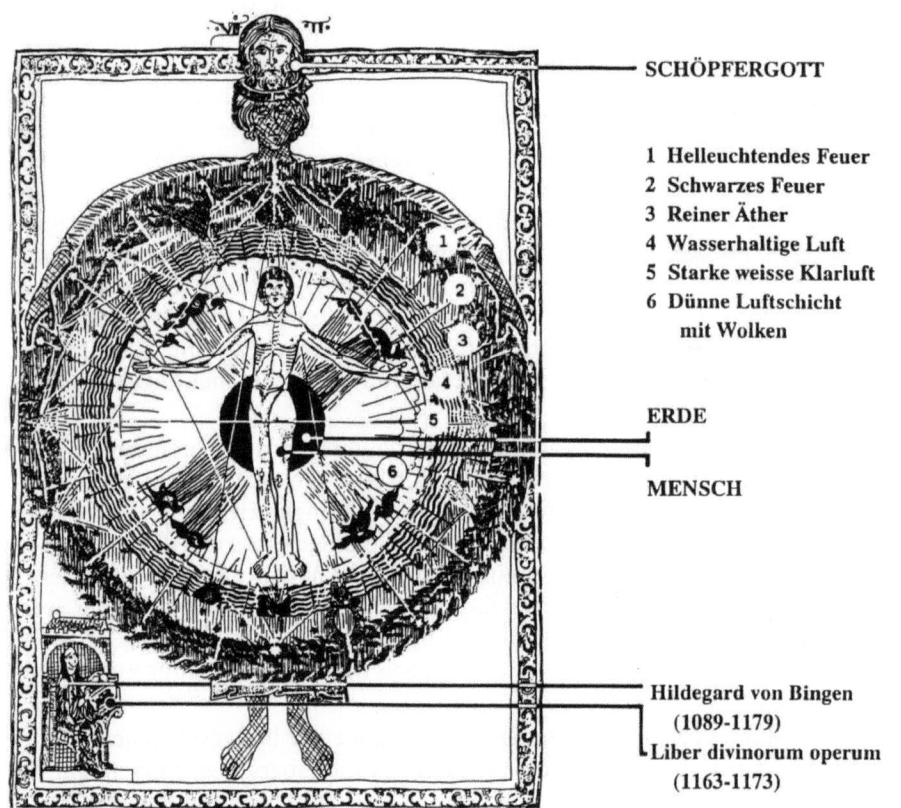

SCHÖPFERGOTT

1 Helleuchtendes Feuer
2 Schwarzes Feuer
3 Reiner Äther
4 Wasserhaltige Luft
5 Starke weisse Klarluft
6 Dünne Luftschicht mit Wolken

ERDE

MENSCH

Hildegard von Bingen (1089-1179)
Liber divinorum operum (1163-1173)

Lucca: Bibliotheca Governatica, MS 1942
Miniatur Fol. 6r (13. Jh.)

"Der Urlebendige umfasst in seiner Liebe und Güte mit weitgespannten Armen den gesamten Kosmos und trägt so die grosse wie die kleine Welt mit all ihren Elementen in seinem Herzen. Inmitten der Welt steht der Mensch auf seiner Erde. Luftraum und Wassersphären, Planeten und Winde wie auch die Feuerkreise umgeben ihn und stehen ihm zur Verfügung. Der Mensch hält das Weltnetz mit den Elementen in seiner Hand. In diesem Bild, das vom Kreis und vom Kreuz geformt wird, erscheint die Welt des Menschen in ihrer inneren Bezogenheit auf ihren Schöpfergott. Seine Liebe ist die Herzkraft des Weltalls."

Heinrich Schipperges: Erläuterung zu "Kosmosmensch" in: Hildegard von Bingen: Welt und Mensch. Salzburg: Otto Müller 1965, Tafel 4 nach S. 48.

Abb. 4 Hildegard von Bingen (1089 – 1179): „Der Kosmosmensch" aus dem „Liber divinorum operum" (1163 – 1173). Umzeichnung mit Erläuterungen nach einer Miniatur aus dem 13. Jahrhundert. – Wo gäbe es gemäß einer solchen Weltauffassung einen einsamen Menschen? Er könnte noch so allein sein – und wäre doch stets aufgehoben in den allumfassenden Armen eines mächtigen Gottes!
Quelle: Im Bildersaal der Geschichte. Oder: ein Historiker schaut Bilder an. 1991, Abb. 28.

Was für eine Frage? Selbstverständlich stehen wir noch immer auf unserer Erde, so wie das auch schon der Kosmosmensch bei Hildegard von Bingen tat. Und ebenso halten wir uns, heute sogar mehr denn je, den Luftraum und die Wassersphären, die Planeten und Winde zu unserer „Verfügung". Oft tun wir so, als gehörte das alles überhaupt nur uns. Außerdem schauen wir mit Hilfe von Radargeräten und Teleskopen unendlich viel weiter in den Weltraum hinein, als dies unsere Vorfahren je zu tun vermochten. Durch die ins All entsandten Satelliten dringen wir immer weiter vor – und stoßen doch nirgends mehr auf die ausgebreiteten Arme eines mächtigen Gottes, der den gesamten Kosmos – mit uns darin – umfassen würde. Wir beschauen zwar das ganze Weltall – und haben doch keine Weltanschauung mehr, keine „Vision vom Kosmos" wie die Seherin Hildegard und wie Tausende unserer Vorfahren. – „Wo stehen wir heute?" Plötzlich bekommt die Frage einen zusätzlichen hintergründigen Sinn. Die Antwort darauf? Mir will scheinen, als stünden wir allein. Wer hierzu Anschauungsunterricht benötigt, möge sich in die entblätterte Abbildung 5 vertiefen: Was vom „Kosmosmenschen" der Seherin Hildegard von

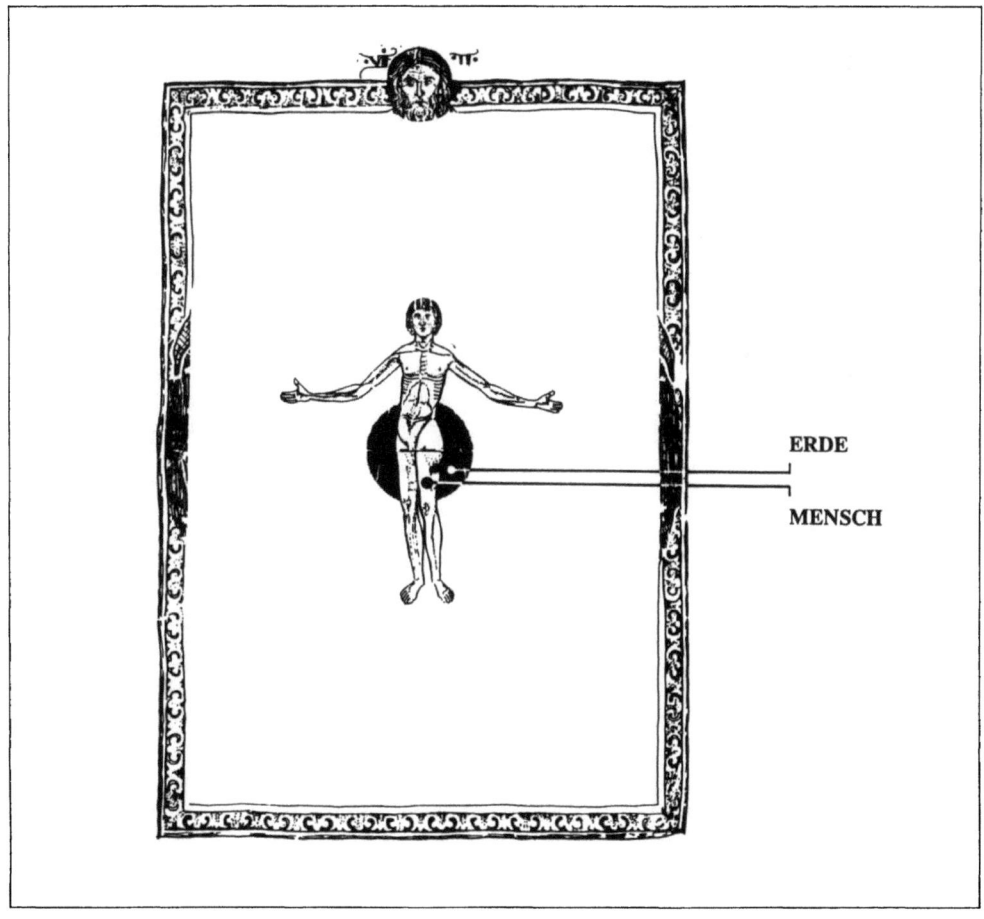

Abb. 5 Was vom „Kosmosmenschen" der Seherin Hildegard von Bingen für viele unter uns in der entchristlichten „christlichen Welt" noch übriggeblieben ist. – Wir stehen allein.
Quelle: Im Bildersaal der Geschichte. Oder: ein Historiker schaut Bilder an. 1991, Abb. 29.

Bingen für viele unter uns in der säkularisierten „christlichen Welt" noch übriggeblieben ist.

Es ist weniger die Sache von Historikern als von Psychologen – im vorliegenden Fall von Suizidologen –, hieraus Schlüsse zu ziehen im Hinblick auf das Gefühl von Einsamkeit und Verlassenheit, von unendlicher Leere und Ungeborgenheit, das manchen heutigen Menschen überfällt, wenn er trotz aller Hektik und dem Trubel unserer Tage einmal – selten genug – zur Besinnung kommt.

Wie wir die Abbildungen 4 und 5 auch immer betrachten mögen, ob als Gläubige, als nicht mehr Gläubige, als Ungläubige, so wissen doch alle von uns aufgrund des kollektiven Gedächtnisses noch sehr wohl, was unsere Vorfahren im „christlichen Abendland" unter „christlicher Weltanschauung" verstanden, was „Auferstehung von den Toten" für sie bedeutete, was das „ewige Leben" war, was „ein mächtiger Schöpfergott", was „aufgehoben in den weitausgebreiteten Armen des Urlebendigen". Auch diejenigen, die nun nicht länger im christlichen Glauben verwurzelt sind, vermögen somit durchaus noch zu erahnen, was sie, was wir da erst vor kurzem verloren haben. Der Verlust all dieser Glaubensinhalte ist nach wie vor spürbar.

Für viele ist er sogar umso *schmerzlicher* spürbar, als er bislang durch nichts Gleichwertiges, nichts gleichermaßen Allumfassendes, Sinnstiftendes ersetzt wurde. Mancher, der vom Glauben abfällt, hat nicht als erstes das Gefühl, nun in die große Freiheit entlassen worden zu sein. Vielmehr tut sich eine gähnende Leere vor ihm auf, die dauernd übertüncht und übertönt werden muß. Gewiß wird uns dieses Übertünchen und Übertönen heute leichter gemacht denn je zuvor. Für jeden Geschmack und jeden Geldbeutel gibt es ein breites Freizeit-, Wochenend-, Kurzurlaubs-, Ferienangebot. Wir können rund um die Uhr und somit auch in schlaflosen Nächten ein paar Dutzend Radiostationen und schon fast ebenso viele Fernsehprogramme via Kabel oder Satellit empfangen. Ganz zu schweigen von der überquellenden Buch- oder Plattenproduktion und all den Band- und Video-Möglichkeiten. Wichtiger noch: wir können uns diese Angebote auch leisten und nach Belieben davon Gebrauch machen. Uns wird es schon nicht langweilig werden, und müßten wir auch nur noch fünfunddreißig oder dreißig Stunden pro Woche und nur noch vierzig oder dreißig Wochen pro Jahr arbeiten. Schöne neue Welt? Glitzernd: ja! Lärmend: ja! Doch sinnstiftend?

Niemand möge mich falsch verstehen! Ich bin hier nicht zum Predigen angetreten; ich konstatiere. Am Trubel beteilige ich mich häufig genug auch selbst. Er berauscht und gibt mir auf Stunden ein pralles, sattes Lebensgefühl. Allerdings dürfen wir eines wiederum nicht übersehen, wobei wir uns die Abbildung 1 mit der Zunahme des Anteils 70-, 80- und 85jähriger und dem Ansteigen der Selbstmordraten in diesen Altern in Erinnerung zurückrufen sollten. Das Berauschen am und im Trubel, das Übertünchen und Übertönen geht so lange gut, wie es eben gut geht. Doch endet das Leben vieler Menschen heute nicht mehr in den „besten" und auch nicht länger in den überwiegend „noch guten Jahren" des Dritten Alters, sondern erst im Vierten als Hoch- und Höchstbetagte. Und ihrer werden es immer mehr. Im Dritten Alter können wir im allgemeinen – wenn wir nur wollen – auch als Ruheständler noch der Hektik und dem Aktivismus frönen, der die Leere übertüncht und übertönt. Nicht mehr so jedoch im Vierten. Dann läßt der Aktivismus allmählich nach, muß er aus körperlichen Gründen nachlassen. (Die diesbezüglich kompetenten Tagungsspezialisten mögen hier die notwendigen Präzisierungen vornehmen.) Wehe jedoch dem, der sich ein Leben lang *nur* auf Übertünchen und Übertönen verlassen hat. Eine entsetzlich gähnende Leere tut sich vor ihm auf. Und die Aussicht, daß das nahende Sterben und der Tod nur eine „Passage" wären, gibt es dann für viele auch nicht mehr. Damit aber haben, wiederum im Gegensatz zu den Zeiten unserer christlichen Vorfahren, auch Sterben und Tod für viele ihren Sinn vollends eingebüßt. – Das Thema unserer Tagung heißt: *Suizid im Alter!*

III. Überlegungen zu einer neuen 'Ars moriendi'

Düstere Aussichten? Ich möchte das so nicht bejahen. Je ungeschminkter und ehrlicher eine Diagnose ausfällt, umso größer sind die Chancen für eine adäquate Antwort, eine den Umständen *entsprechende* Problem*lösung*. – Die folgenden Überlegungen sind im übrigen nicht nur im Hinblick auf das Tagungsthema angestellt, nicht nur um der Selbstmordgefährdeten im Alter willen, sondern um unserer aller willen. Sie betreffen uns alle gleichermaßen. Und nur wenn wir, genauso wie unsere Vorfahren bei ihrer 'Ars moriendi', von den eben geschilderten *Realitäten* ausgehen, dürfte ein neues Konzept Aussichten auf Erfolg haben.

Um konkret zu werden, möchte ich nochmals an die Abbildung 2 anknüpfen. Nicht zufällig hatte ich dort als Beispiel aus der 'Bilder-Ars' den Holzschnitt „Trost durch Demut" ausgewählt. Mir scheint, daß der darin zum Ausdruck kommende Gedanke einen vorzüglichen Ausgangspunkt auch für eine zeitgenössische neue 'Ars moriendi' sein könnte. Im Spruchband des Engels hieß es dort: „Sis humilis!" – „Sei bescheiden!". In heutiger Zeit meine ich damit nach all dem Gesagten selbstverständlich nicht länger die einstige christliche Tugend Bescheidenheit, nicht mehr die Demut und die Selbsterniedrigung eines Einsiedlers Antonius. Ich meine damit aber auch nicht etwa eine ausgesuchte Höflichkeit, die den anderen den Vortritt läßt, ebenso wenig jede Form von Understatement. Ich meine Bescheidenheit mir selbst gegenüber, in meinen eigenen Ansprüchen und Belangen. Als Historiker mag ich – wie sich gleich zeigen wird – hierbei im Vorteil sein, und als Historiker-Demograph, der aus beruflichen Gründen seit Jahren in allen Kontinenten tätig ist, erst recht. In Forschung und Lehre geht es dabei zuhause wie weltweit immer wieder um dieselben Aspekte: Rückgang der Säuglings-, der Kinder-, der Mütter-, der Erwachsenensterblichkeit, und als Folge davon Zunahme der Lebenserwartung in diesem und jenem Alter, bei beiden Geschlechtern, in verschiedenen Schichten. Und immer schneiden wir, die Vertreter der Ersten Welt, dabei am besten ab. Die vielfältigen Ursachen sind daran anschließend selbstverständlich des langen und breiten zu erläutern; was soll nachgeahmt, was an Fehlern vermieden werden? Dies ist hier jedoch nicht Gegenstand. Wichtig ist allein das Fazit:

Zu keinem Zeitpunkt in der Geschichte und nirgendwo sonst auf der Welt ging und geht es so vielen Menschen so gut wie bei uns heute. Niemals und nirgends konnten und können Menschen so zahlreich wie bei uns heute mit so vielen guten Lebensjahren rechnen. Was wollen wir eigentlich mehr?

Noch mehr Jahre um der Jahre willen? Wo heute schon manche offensichtlich nicht wissen, was sie mit all diesen zusätzlichen Jahren machen sollen. Sie wurden im übrigen auch gar nie gefragt, ob sie diese biologisch erweiterte Lebenshülse haben möchten. Nicht alle jedenfalls, sonst wäre eine Tagung wie „Suizid im Alter" zum Teil jedenfalls überflüssig.

Im historischen und weltweiten Vergleich haben heute bei uns mehr denn je alles, was man überhaupt haben kann: eine physisch gesicherte Existenz, Freizeit, Zugang zu Bildung, die Möglichkeit zu reisen. Und da wollen wir auch gleich noch die ganze Ewigkeit dazu? Und sind untröstlich, wenn wir den alten Glauben an ein Fortbestehen nach dem Tode verloren haben? „Sei du mal ein bißchen bescheiden!"

Wichtiger, als immer noch mehr haben zu wollen − ob Jahre auf Erden oder im Jenseits − scheint mir, die uns hier und heute zur Verfügung stehende Zeit mit Inhalt zu füllen, sie sinnvoll zu nutzen. Angesichts der Tatsache, daß wir mit unserem fast schon standardisiert langen Leben dieses Leben erstmals sozusagen von seinem nun einigermaßen kalkulierbaren Ende her leben können, bedarf es hierzu, wie ich das früher einmal nannte, eines „Lebensplans" (Zeitschrift für Gerontologie 21, 1988, 193−197). Damit meine ich, in jungen Erwachsenenjahren in sich oder anderen tiefwurzelnde lebenslange Interessen zu wecken und sie kontinuierlich zu hegen und zu pflegen, so daß sie einen auch im Vierten Alter und unter dessen besonderen Gegebenheiten noch zu erfüllen vermögen. „Besondere Gegebenheiten" meint zum Beispiel, daß es sich nicht ausschließlich um körperbezogene physische Interessen wie Sporttreiben oder Reisen handeln darf, sondern auch oder sogar in erster Linie um geistige, um kulturelle Interessen. Nur sie vermögen der drohenden „entsetzlichen geistigen Leere" entgegenzuwirken, die bei Nachlassen der physischen Kapazitäten sonst möglicherweise droht.

„Bescheidenheit" erhält vor diesem Hintergrund noch einen weiteren, qualitativen Aspekt. Selbst wenn wir im historischen wie weltweiten Vergleich nun auch zwei oder drei Leben zur Verfügung haben, ist selbst diese Zeit noch immer viel zu kurz, um für alles Geistig-Kulturelle Interesse zu haben und zu entwickeln. Ge*ziel*te Auswahl, rigorose Beschränkung, Bescheidenheit tun not, dies umsomehr, als wir uns heute im Prinzip Zugang zu praktisch allem leisten können. Um nicht ins Uferlose vorzustoßen, erwähne ich hier als einziges Beispiel für den Gedankenanstoß, daß man der Ansicht sein kann (der Autor ist es), die Kunst der Keramikherstellung habe in China ihre höchste Vollendung zu Beginn des 12. Jahrhunderts unter dem letzten Kaiser der Nördlichen Song-Dynastie, Huizong erfahren (Regierungszeit 1101−1126). Die monochromen Gefäße insbesondere der damaligen Ru-Ware sind in ihren Formen und Tönen von einer unübertroffenen Einfachheit und Bescheidenheit, gleichzeitig von einer Delikatesse, einer Eleganz, einem Raffinement ohnegleichen (vgl. Suzanne Kotz [Ed.]: Imperial Taste. Chinese Ceramics from the Percival David Foundation. London: Percival David Foundation of Chinese Art 1989; mit hervorragenden Beispielen). Einfachheit und Bescheidenheit als Quintessenz. Hierüber nachdenken kann man auch im Vierten Alter noch, selbst bei nachlassendem Gehör und Gesicht, vielleicht sogar erst dann, bei der Reife des Lebens. Lebensvollendung mit einer Gesamtschau der vielen Mosaiksteinchen eines langen Lebens entsprechend einem Lebensplan.

Ein dermaßen erfülltes langes Leben ließe am Ende jedenfalls schwerlich eine Torschlußpanik der Art aufkommen, daß man die Jahre nicht genutzt, vieles versäumt, streckenweise überhaupt nicht gelebt habe, sondern nur älter geworden sei. Meine Überlegungen hinsichtlich einer zeitgemäßen neuen 'Ars moriendi' zielen somit ganz und gar in Richtung auf eine 'Ars vivendi', eine „Kunst, das Leben, das *lange* Leben richtig zu leben". Wir haben quantitativ mehr Jahre als die allermeisten unserer Vorfahren und die meisten Menschen weltweit, und wir können sie − wenn wir uns nur darum bemühen − qualitativ ungleich besser füllen. Was wollen wir mehr? „Sis humilis"!

Und was ist – so höre ich fragen – mit denjenigen, die der Tod laut vorwurfsvoll anklagenden Anzeigen „viel zu früh" hinweggrafft? Die schon mit fünfzig statt erst mit siebzig oder achtzig „nach langem schweren Leiden" sterben? Manche unter uns neigen bereits zur Ansicht, wir hätten einen quasi einklagbaren Anspruch auf zumindest eben diese siebzig oder achtzig Lebensjahre. Erneut sage ich: „Sis humilis!" Als ob „nur" fünfzig Jahre nicht noch immer sehr viel mehr sind, als was dem Durchschnitt aller Geborenen früher oder vielerorten auf der Welt selbst heute je zur Verfügung standen und stehen! Ganz zu schweigen von der ungleich höheren „Qualität" dieser fünfzig Jahre bei uns heute. Wer gemäß einem Lebensplan seine fünfzig Jahre nicht einfach vertat, sondern sie nutzte und sich zudem zur Eigenbescheidung im oben umschriebenen Sinne erzog, der wird auch dann schon leichter loslassen können. Die 'Ars vivendi' wird für ihn – selbst mit fünfzig oder noch weniger – zur 'Ars moriendi'.

So ist denn „Suizid im Alter" für den Historiker nur ein Symptom, und nicht einmal ein ausschließliches, um in größeren Zusammenhängen über unser heutiges Unbehagen mit Sterben und Tod nachzudenken, und um daraufhin andere mit seinen Überlegungen zum eigenen Reflektieren anzuregen. Niemand kann der Thematik entgehen. Wir sind alle betroffen und werden früher oder später von ihr eingeholt, wenn wir nicht zuvor von uns aus auf sie zugehen. Menschen im Vierten Alter sind ihr bloß am nächsten. „Suizid im Alter": das Resultat eines Versäumnisses?

Zusammenfassung

Der Beitrag enthält eine Beschreibung der „alten Ars moriendi", in der die „Kunst des Sterbens" historisch betrachtet wird. Vorgestellt werden dabei auch die Holzschnitte der mittelalterlichen „Bilder-Ars" und der Kosmosmensch der Hildegard von Bingen. Diskutiert wird dann der Übergang zum heutigen Zustand, wobei die historische Situation der Sterbenden auf die heutige Zeit übertragbar ist. Der Autor schließt Gedanken über eine neue „Ars moriendi" an, wobei seine Überlegungen auf eine neue „Ars vivendi" zielen.

Schlüsselwörter

Viertes Lebensalter; Kunst des Sterbens; „Bilder ars"; Kosmosmensch; „Ars vivendi"

Suicide in old age: Do we need a new "Ars moriendi"

Summary

This contribution contains a description of the "ancient Ars Moriendi", in which the "art of dying" is looked at historically. The author also presents woodcuts of the medieval depictions of dying and the "Cosmos Man" by Hildegard von Bingen. The change to the present state is discussed, whereby the historical situation of the dying can be transferred to the present. The author adds reflections about a new "Ars moriendi", concentrating on a new "Ars vivendi".

Keywords

Ars moriendi (the art of dying); medieval depictions of dying; ars vivendi (art of living)

Literatur- und Anmerkungshinweis

Zur traditionellen 'Ars moriendi' gibt es ein umfangreiches Schrifttum. Hier seien einzig zwei neuere Titel genannt, in denen auf die älteren Arbeiten hingewiesen ist:
Illhardt FJ (1989) Ars moriendi – Hilfe beim Sterben. Ein historisches Modell. In: Matouschek E (Hrsg.) Arzt und Tod: Verantwortung, Freiheiten und Zwänge. Stuttgart, Schattauer, 89–103
Wagner H (Hrsg.) (1989) Ars moriendi. Erwägungen zur Kunst des Sterbens. Freiburg, Herder
Grundlegend ist nach wie vor:
Rudolf R (1957) Ars moriendi. Von der Kunst des heilsamen Lebens und Sterbens. Köln, Böhlau
Viele Überlegungen knüpfen an das Bändchen an, das der Autor ebenfalls bei Böhlau publizierte:
Ars moriendi. Die Kunst des Sterbens, einst und heute. Wien: Böhlau 1991. Auch hier findet sich eine Auflistung früherer Arbeiten

Bezüglich des Themas Tod und Kunst sei verwiesen auf:
Jansen HH (Hrsg.) (1989) Der Tod in Dichtung, Philosophie und Kunst. Zweite, neu bearbeitete und erweiterte Auflage. Darmstadt: Steinkopff (Auch hier wird u. a. Bezug auf die 'Ars moriendi' genommen, so im Beitrag von Hellmut Rosenfeld: Der Tod in der christlichen Kunst und im christlichen Glauben – Der sterbende Mensch in Furcht und Hoffnung vor dem göttlichen Gericht, 201–230.)
Schuster E (bearbeitet von) (1989) Mensch und Tod. Graphiksammlung der Universität Düsseldorf. Bestandskatalog. Düsseldorf, Triltsch

Zum Tagungsthema „Suizid im Alter" seien stellvertretend die folgenden Buchtitel genannt. Sie dienten mir als Einführung:
Bergener M (Hrsg.) (1986) Depressionen im Alter. Darmstadt, Steinkopff
Böhme K, Lungershausen E (1988): Suizid und Depression im Alter. Regensburg: Roderer
Christe C (1989): Suizid im Alter. Dimensionen eines ignorierten Problems. Bielefeld: Kleine
Kleiber D, Filsinger D (Hrsg.) (1989) Altern – bewältigen und helfen. Psychosoziale Projekte zur Hilfe und Selbsthilfe. Heidelberg, Asanger
Schobert K: Der gesuchte Tod. Warum Menschen sich töten. Frankfurt am Main: Fischer 1989.
Uchtenhagen A, Jovic N (Hrsg.) (1990) Psychogeriatrie. Neue Wege und Hinweise für die Praxis. Heidelberg, Asanger
Vgl. ferner wiederholt Beiträge in Fachorganen wie: Zeitschrift für Gerontologie; Zeitschrift für Alternsforschung; Pressedienst Kuratorium Deutsche Altershilfe; Soziale Arbeit u. a. m.; überdies Arbeiten aus dem Zentralinstitut für Seelische Gesundheit in Mannheim.

Hinsichtlich der uns in der Entwicklung folgenden Länder vgl.:
Nayar PKB (Ed.) (1985) International Seminar on Population Aging in India, February 3–7, 1985. Summary of Papers, Proceedings and Recommendations. Trivandrum: University of Kerala, Kariavattom
Sharma ML, Dak TM (Eds.) (1987) Aging in India. Challenge for the society. Delhi: Ajanta
Chen, A J, Jones G (1989) Ageing in Asea. Singapore: Institute of Southeast Asian Studies
Saad, P M et al. (1990) O Idoso na Grande São Paulo: SEADE Fundação Sistema Estadual de Análise de Dados

Die fünf Abbildungen sind den folgenden früheren Arbeiten des Autors entnommen. Für die vorliegende Publikation wurden sie z. T. überarbeitet oder neu arrangiert. Interessierte Leser finden an den ursprünglichen Orten weitere Erläuterungen:

Die Lebenszeit. Vom aufgeschobenen Tod und der Kunst des Lebens. München, Beck 1988 (Abb. 1 oben)
Geschichte sehen. Fünf Erzählungen nach historischen Bildern. München, Beck 1990 (Abb. 2)
Im Bildersaal der Geschichte. Oder: ein Historiker schaut Bilder an. München: Beck 1991 (Abb. 1 unten, Abb. 3, 4 und 5)
Zahlenmäßige Angaben stützen sich zudem auf:
Aspekte der Bevölkerungsentwicklung in den nordischen Ländern 1720 – 1750. Bern, Franke 1976
Die gewonnenen Jahre. Von der Zunahme unserer Lebensspanne seit dreihundert Jahren. Oder: von der Notwendigkeit einer neuen Einstellung zu Leben und Sterben. München, Beck 1981
Die verlorenen Welten. Alltagsbewältigung durch unsere Vorfahren – und weshalb wir uns heute so schwer damit tun. Zweite Auflage München, Beck 1985
Von der unsicheren zur sicheren Lebenszeit. Fünf historisch-demographische Studien. Darmstadt: Wissenschaftliche Buchgesellschaft 1988
Reife des Lebens. Gedanken eines Historikers zum längeren Dasein. München, Beck 1988
Lebenserwartungen in Deutschland vom 17. bis 19. Jahrhundert. Life Expectancies in Germany from the 17th to the 19th Century. Weinheim, VCH – Acta Humaniora 1990

Anschrift des Verfassers: Professor Dr. phil. Arthur E. Imhof, Freie Universität Berlin, Fachbereich Geschichtswissenschaften, Friedrich-Meinecke-Institut, Habelschwerdter Allee 45, D-1000 Berlin 33

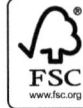

MIX
Papier aus verantwortungsvollen Quellen
Paper from responsible sources
FSC® C105338

If you have any concerns about our products,
you can contact us on
ProductSafety@springernature.com

In case Publisher is established outside the EU,
the EU authorized representative is:
**Springer Nature Customer Service Center GmbH
Europaplatz 3, 69115 Heidelberg, Germany**

Printed by Libri Plureos GmbH
in Hamburg, Germany